海上医事
——近代上海中医文化

总顾问 严世芸 段逸山
总编审 王 键
总主编 黄 瑛 梁尚华

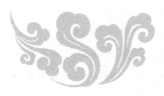

讲稿选萃

编撰 黄 瑛 康欣欣 周 珏

上海科学技术出版社

图书在版编目（CIP）数据

讲稿选萃 / 黄瑛, 康欣欣, 周珏编撰. —上海：
上海科学技术出版社, 2019.1
（海上医事：近代上海中医文化 / 黄瑛, 梁尚华总
主编）
ISBN 978-7-5478-3916-4

I.①讲… Ⅱ.①黄…②康…③周… Ⅲ.①中国医
药学－文集 Ⅳ.①R2-53
中国版本图书馆CIP数据核字（2018）第032117号

项目资助

1. 本丛书由上海文化发展基金会图书出版专项基金资助出版

2. 上海高校一流学科建设项目（科学技术史）资助

3. 上海自然而然中医药发展基金会资助项目

海上医事——近代上海中医文化·讲稿选萃

黄　瑛　康欣欣　周　珏　编撰

上海世纪出版（集团）有限公司
上海科学技术出版社　出版、发行
（上海钦州南路71号　邮政编码200235　www.sstp.cn）
苏州望电印刷有限公司印刷
开本 700×1000　1/16　印张 13.5
字数 140千字
2019年1月第1版　2019年1月第1次印刷
ISBN 978-7-5478-3916-4 / R·1567
定价：48.00元

内容提要

　　《讲稿选萃》辑录了民国时期上海中医教育名家丁甘仁、包识生、恽铁樵、程门雪、章巨膺、秦伯未、承澹盦、钱今阳、许半龙的教学讲稿，涵盖了医经、诊断、临床各科的教学内容，并对医家生平，特别是教育事迹以及讲义特色进行简单的评述，使得读者阅读后既可了解医家其人其事，也可略晓民国上海各种办学形式的特点和各科教材特色。

对历史之温情与敬意

　　秋天的景意并未完全消尽，立冬踩着厚厚的落叶，披着清澈高远的蓝天，伴着纷乱的微寒粉墨登场，进入了一个万物收藏、育阴涵阳、为春季的勃发做储备的阶段。这几天，我或在灯光下，或在高铁行程中，用心地阅读着"海上医事——近代上海中医文化"的书稿，回顾历史，联系当下，放眼未来，不由地引发了许多文化方面的思考。

　　中医文化，源远流长。究其滥觞，可追溯至上古三皇时代。《尚书》曰："伏羲、神农、黄帝之书，谓之《三坟》，言大道也。"伏羲制九针、神农尝百草、黄帝传医道，不仅是中医文化之源，也是中华文明之源。

　　《唐律名例疏议释义》曰："中华者，中国也。亲被王教，自属中国，衣冠威仪，习俗孝悌，居身礼义，故谓之中国。"言中华文明者，必言中华文化也。自中华大地诞生第一件陶器伊始，中华文化便与中华文明一起孕育、成熟、演绎、绵延。古代人民创造了光辉灿烂的文化，文化哺育滋养了博大精深的中医药学，中医药学又以其独特的文化，熏陶和涵育着一代又一代的华夏人民。

　　大约 6 000 年前，古代先民便已在上海西部腹地崧泽一带耕种生息，发崧泽文化之端绪，启海上文明之曙光。战国时期，领土不断兼并，人口频繁迁徙，吴越文化与楚文化、中原文化相继融合，奠定海派文化之根基。深受崧泽、吴越文化之浸润的海派中医，肇始于唐代，兴起于宋元，鼎盛于明清。晚清开埠，百川汇流，一时群星璀璨、欣欣向荣。民国期间，欧风东渐，大医先贤们，一方面弘扬国粹，容纳新知，积极探索中医发展之路；另一方面，在传统医学危机存亡之际，勇于挺身而出，坚决捍卫中医地位与尊严。中华人民共和国成立后，党和国家对中医药事业极为重视，海派中医迎来了久违的春天，重新焕发出勃勃生机。在社会主义新时代，中医药学作为中国传统文化的精髓，又承载着复兴中国传统文化的历史使命。习近平总书记提出："中医药学凝聚着深邃的哲学智慧和中华民族几千年的健康养生理念及其实践经验，是中国古代科学的瑰宝，也是打开中华文明宝库的钥匙。"在这种背景下，"海上医事——近代上海中医文化"系列丛书的出版，极具现实意义，可谓适逢其时。

"海上医事——近代上海中医文化"丛书由梁尚华和黄瑛领衔编写，上海中医药大学科技人文研究院多位专家参与，是集体研究成果的结晶。该丛书内涵丰富，从不同角度考察了近代上海中医药文化的表现形式，极具文化、学术和史学价值。约略言之，其主要内容如下。

一、《医政医事》——斟民国之医政，酌当今之得失

《医政医事》辑录了民国时期上海实施或颁布的与中医相关的法律、法规，以及公布后所产生的社会反响和相关重大事件。

《旧唐书·魏徵传》说："夫以铜为镜，可以正衣冠；以史为镜，可以知兴替；以人为镜，可以明得失。"以民国之医政为镜，可知兴替而明得失。现代医政制度肇始于民国时期，然而当时社会动荡、战乱频仍，医之政令频繁变动、朝令夕改，从最初之"漏列否定"，到后期之"自治管理"，均未能给中医教育一个合理地位，导致在上海创办的多所中医学校在纷乱的政令中风雨飘摇、举步维艰。此外，当时的医政制度基本仿照西方，罔顾中国实际，导致水土不服、文化冲突。从这些特色政令与事件中，既可看出当时国民政府对传统医学的冷漠与摧残，亦可看到中医前辈为维护中医地位与尊严而做出的不懈努力与不屈抗争。

二、《讲稿选萃》——研名师之讲义，究岐轩之奥赜

《讲稿选萃》辑录了民国时期上海中医教育名家丁甘仁、包识生、恽铁樵、程门雪、章巨膺、秦伯未、承澹盦、钱今阳、许半龙的各科讲义，按医经、诊断、临床各科排序，还节录其中能反映名家教育思想和临床特色的内容，并配以教材图片。

"讲义"一词，原指讲经说义，后亦指讲经说义之稿。唐代羊士谔在《郡斋读经》一诗中谈其读经心得，道："息阴惭蔽芾，讲义得醍醐。"先贤论道，知无不言、言无不尽。丁甘仁等前辈之讲义，乃其毕生心血所凝聚，岐轩之奥赜、仲景之义理，无不蕴涵其中。如能细心研读、悉心揣摩，必能登堂窥奥，如醍醐灌顶、豁然开朗，如春雨润物、沁人心扉。

三、《名医传芳》——述名医之生平，传杏林之芳馨

近代上海，名医荟萃、学术交融。他们创社团、建医院、办学校、印报刊、编书籍，留下许多佳话，在近代中医史上描绘出浓墨重彩的华章。

《尚书·君陈》曰："至治馨香，感于神明。黍稷非馨，明德惟馨。"近代中医先贤们不仅医术精湛，而且品德高尚。追忆先贤往事、缅怀其鸿轩凤翥之风，可以更加全面、深入地感悟为医之道。本书收集、整理了丁甘仁、王仲奇、张骧云、朱南山、蔡小香、恽铁樵、严苍山、章次公、顾筱岩、程门雪、秦伯未、陆瘦燕等五十余位近代上海中医名家的生平事迹、医事活动、医学成就，并简要介绍其学术特色，使读者既可了解医家其人其事，亦可略晓近代上海中医的发展历程。

四、《名家方案》——读名家之医案，钩治病之良方

近代著名思想家章太炎先生曾说："中医之成绩，医案最著。欲求前人之经验心得，医案最有线索可寻，循此钻研，事半功倍。"清代医家周学海亦云："宋以后医书，唯医案最好看，不似注释古书之多穿凿也。每部医案中，必有一生最得力处，潜心研究，最能汲取众家之所长。"医案是前辈医家治疗经验的如实记录，亦是其一生行医最得力之处，用药之道，治病良方，靡不具备。如能悉心挖掘，钩沉索隐，必然大有裨益。

《名家方案》辑录了晚清至民国期间上海中医名家的医案著作，选录何鸿舫、陈莲舫、汪莲石、丁甘仁、曹颖甫、朱南山、陈筱宝、张山雷、恽铁樵、曹惕寅、王仲奇、陈无咎、祝味菊等名家医案，并从医者、疾病、患者等角度进行简单评述，使读者从这些医案著作具体鲜活的临床诊治个案中，了解近代中医医家的医学观点、医疗方法，近代的常见病、多发病，以及医学实践中的人文情怀。

五、《医事广告》——搜医事之广告，揽医林之胜景

"广告"一词，顾名思义，广而告之也。中国的广告文化，渊源流长。灯笼、酒旗、对联、匾额，皆为广告的雏形。唐代杜牧有诗云，"千里莺啼绿映红，水村山郭酒旗风"，即是对酒肆广告的一种描述。

医事广告，古已有之，而且数量颇为可观。时至近代，伴随着报刊等新型广告载体的涌现，现代意义上的广告才真正出现。近代上海医药广告，林林种种，蔚为可观，无疑是一道亮丽的文化风景线。

本书对晚清开埠至中华人民共和国成立近百年间的医药广告，进行纵向梳理、分类编撰。其中既有五花八门的各种医药广告载体，也有形形色色的医药广告内容；既有海上名医的广告趣闻，

也有中药老字号的广告生意经；既有国货运动中的医药广告，也有医药广告领域的传奇事迹。阅览此书，可以从一个新的视角去认识和了解上海近代医疗文化的丰富和多姿。

六、《医学交流》——记医学之交流，录海上之风云

晚清以降，世事变幻，风云激荡，西学东渐的思潮席卷中华大地，传统医学首当其冲。在异域文化的强势攻击面前，国人茫然无助者有之，颓丧失意者有之，屈膝投降者有之，然而更有高瞻远瞩之士，积极交流、多方沟通，探索中医发展之路。无论是西医的"强势闯入"，还是中医的"自信走出"，都离不开上海这一政治、文化、经济、医学等诸多方面的荟萃之地。

《医学交流》辑录了1840～1949年间上海医学的对外交流情况，由展会、书籍、技术、药物、疾病、教育、人物、机构等内容组成，涵盖了沪上药物贸易、医药交流展览、医技传播、医界医事、医校医院、各类译本等诸多方面的基本情况，使读者可以领略近代上海医学交流的风云画卷。

七、《医林闻趣》——载医林之轶事，瞻先贤之雅趣

《医林闻趣》将近代上海中医药领域的一些著名医家的临诊特色、日常生活、社会活动、人际交往、雅趣嗜好等方面的趣闻轶事，编撰成可读性较强的叙事性故事，以重现当时海派中医鲜活的医人事迹。全书分为"医人趣闻""医事闻趣""药事闻趣""名人与中医轶事"四部分，就像多棱镜一样折射出这一时期上海滩各路医家多姿多彩的临床特色和包容扬弃的医学文化氛围。

八、《药肆文化》——鉴药肆之文化，观国药之浮沉

《药肆文化》主要介绍了近代上海国药业的情况。上海自开埠以后，国药业进入了繁荣时期，著名的"四大户""八大家""四大参号"及粹华、佛慈等药厂纷纷建立，上海国药业亦组成了国药业同业会及国药业职工会等组织，参与了近代上海的救国运动。

本书通过对药肆文化的记述，向读者介绍了近代上海国药业许多不为人知的一面，以此纪念那个风云动荡的年代，国药业与之沉浮的动人故事。

九、《医刊辑录》——溯期刊之往昔，忆国医之峥嵘

寻访老期刊，是一次别开生面的揽胜之旅。然而，回顾中医药的老期刊，更多的是一趟文化苦旅。翻开这些泛黄的册页，满目触及的是战斗的檄文、激烈的辩述，还有深刻的反省。历史上的中医药从未如此窘困，也从未如此澎湃。

本书收集 1840～1949 年上海行政区划内出版和发行的中医药期刊 10 余种，从中发掘有意义的文章、期刊背后的故事、创办的前因后果等，并简单介绍期刊的开办时间、发行周期、板块设置、创办者和出版者、期刊特点、重要文章等。内容取材广泛，围绕期刊讲故事，以求展现近代中医药老期刊的精神风貌。

十、《医家遗墨》——品大师之遗墨，赏儒医之风骨

古人云，闻弦歌而知雅意，而赏医家之翰墨，更能领略其儒者之风范，高雅之情操，恬澹之心境。

海上中医大师们不仅医术精湛，而且多擅长笔墨丹青。例如，寓居上海的一代名医王仲奇先生，不仅以新安王氏内科的高明医术饮誉海内外，而且学问造诣深厚，医案文采飞扬，常引经据典，且工于书法，故深得著名画家黄宾虹赏识，黄氏曾称赞其处方："笔墨精良，本身就是书法艺术品。"又如，海派名医程门雪多才多艺，有诗、书、画"三绝"之誉。国画大师王个簃称其"不以诗名，而境界高雅，时手鲜有其匹"。

《医家遗墨》介绍近现代上海中医名家的著书手稿、处方药笺、题署序跋、诗画文墨等，图文并茂，并联系社会文化背景，稍加释读，使读者感受当时医家的笔墨文化。

结语

传统是从过去传延到今天的事物。凡是被人类赋予价值和意义的事物，传延三代以上的都是传统。传统的功能是保持文化的连续性，为社会带来秩序与意义。传统是人类智慧在历史长河中的积淀，是世代相传的行为方式，是规范社会行为、具有道德感召力的文化力量。而传统的特色又往往是其生命力之所在。纵览全书，"海上医事——近代上海中医文化"有以下特色。

文化立意，钩深致远。一个民族的复兴或崛起，常常以民族文化的复兴和民族精神的崛起为先导。中医药学作为中国传统文化的精髓，同时承载着复兴中国传统文化的历史使命。"国医大师"裘沛然曾说："医学是小道，文化是大道，大道通，小道亦通。"故本系列丛书以文化立意，从文化角度来探讨海派中医，可谓探赜索隐，钩深致远。

包罗万象，无所不涵。本系列丛书涵盖了海派中医文化的方方面面，如医政、讲稿、医案、广告、期刊、书画等，林林总总，不一而足，似万花筒般包罗万象、无所不涵，又如多棱镜般折射出五彩缤纷、绚烂夺目的文化百态。书中既有钩深极奥、严谨务实的讲义、医案等，又有通俗易懂、生动活泼的趣闻、轶事，故适合各类人群阅读。

以史为镜，酌古斟今。本系列丛书不仅从文化角度横向探讨海派中医的各个方面，而且从史学角度纵向梳理海派中医的发展脉络，使医学研究更加全面严谨，愈发血肉丰满。《战国策》说："前事之不忘，后事之师。"传统医学的发展，如同"泛泛杨舟，载浮载沉"，并非一帆风顺。民国时期，"瑰宝蒙尘"，海派先贤们一方面竞尚新学，冀图振兴，一方面涵泳古今，铁肩卫道；而"浮薄幸进之流，则视吾国固有文化如敝屣，毋问精粗，罔辨真伪，唯恐扫除之不力，甚至有倡言废除汉文者，直欲从根本上消灭中华文化，更何惜于民族医学。"（裘沛然语）反观今日，仍有浅鄙之流诋毁中医，抛出"废医验药"之谬论。故以史为镜，酌古斟今，重温那段历史，对我们当今如何发展中医，仍具现实意义。

陈寅恪先生曾说："华夏民族之文化，历数千载之演进，造极于赵宋之世。后渐衰微，终必复振。譬诸冬季之树木，虽已凋落，而本根未死，阳春气暖，萌芽日长，及至盛夏，枝叶扶疏，亭亭如车盖，又可庇荫百十人矣。"北宋王安石有诗云："岁老根弥壮，阳骄叶更阴。"历经五千年风雨沧桑的中医必将伴随着中华民族和中华传统文化的全面复兴而重新焕发绚丽光彩。大风泱泱，大潮滂滂，海派中医，以其"海纳百川、有容乃大"的气魄，亦必将站在时代潮流的浪尖尽展英姿，再领风骚。钱穆先生曾说："任何一国之国民，尤其是自称知识在水平线以上之国民，对其本国已往历史应该略有所知。所谓对其本国已往历史略有所知者，尤必附随一种对其本国已往历史之温情与敬意。"值兹"海上医事——近代上海中医文化"即将付梓之际，乃握管濡毫，书是序以弁简端。

王　键

戊戌年立冬时节于少默轩

医疗卫生是与民生息息相关的事业，其发展不仅有赖于社会经济、文化的水平，更可映射出这一时期的社会文明程度，而传统中医更是与中国社会及人文精神密切相关。

　　上海自开埠以来，迅速成为近代中国的商业、工业、金融中心。在经济、文化繁荣兴旺的同时，也带来了医疗卫生事业的昌盛。这一时期的上海，吸引了周边乃至全国各地的中医名家长期驻足，成为中医药文化发展和传播的重要地区。但近代西风东渐的社会环境下，中医始终面临着生存危机，在得不到国家政策、财力等支持的情况下，上海中医界在积极抗争救亡的同时，吸取西方医学的科学思想，通过兴办中医学校、创办中医社团、发行医学报刊、编写学校教材来培养中医人才，并借鉴西方医学先进的科学理念，积极开办医院、建造药厂、创办中医书局来促进当时的中医药事业发展。因此，尽管近代中医药发展在政策上受到了压制，但是在当时的上海地区，中医药事业发展还是呈现出了百家争鸣、百花齐放的繁荣局面，成为近代中医药学术发展的中心。

　　近代的上海由于地域、经济、人才等方面的优势，始终引领着中医药学术和文化发展方向，而上海中医界善于兼容并蓄，勇于扬弃、开拓创新的汇通新思想，逐渐形成了具有多元文化背景、海纳百川的海上中医现象，即后人所称的"海派中医"。

"海上医事——近代上海中医文化"丛书通过对近代，特别是民国时期上海医政医事、医家传略、名家医案、医家传薪讲稿、民国医刊、医家遗墨、医林闻趣、药肆与药厂等方面的重温和描述，试图从多个角度向读者展示近代上海中医药学术和文化特色，使读者在阅读后既能了解近代上海中医药发展的历史，又能领略多姿多彩的海派中医文化现象。

本套丛书分为十册，分别为：《医政医事》《名医传芳》《名家方案》《讲稿选萃》《医刊辑录》《医家遗墨》《医林闻趣》《药肆文化》《医事广告》《医学交流》。每册书中适当配以图像资料，以增加内容阅读的生动性和有趣性，使阅读群体不仅仅局限于中医专业人士，可有更广泛的阅读层面。

丛书编撰过程中，在收集具有代表性的近代中医政策、中医事件、中医代表人物生平事迹时，尽量将一些目前正在研究但尚未报道或报道较少、鲜为人知的中医人、中医事及医家遗作遗墨等收录丛书，以充分展示近代上海中医药发展的历史脉络及中医药人文特色。

编　者

2018 年 4 月

编写说明

　　近代中国西学东渐，沿袭数几千年的中医师承教育逐渐为新式学校教育所替代，并成为中医教育的主流模式。民国时期，丁甘仁在上海创办了第一所经国民政府内务部备案批准的高等中医专门学校，之后各种类型的中医办学形式纷纷涌现。中医办学形式又造就了一批教育家和教学名师，如丁甘仁、包识生、恽铁樵、潘澄濂、陆渊雷、许半龙、秦伯未、程门雪等，这批名家不仅医名蜚声海上，而且通过不懈的努力创造了民国时期上海中医学教育的辉煌，同时为中华人民共和国中医学教育体系形成奠定了基础。

　　讲义作为学校教育的核心要素之一，从一个侧面反映民国时期中医学校教育课程体系。而学校教材的编写者均是在某一方面颇具专长和建树的著名专家，他们结合自己多年的研究心得和临床经验，悉心编写出讲义，以供中医学校的授课之用。著名中医教育家严世芸教授认为："民国教材具有以下特点：① 充分反映了当时对高等中医教育的教学内容、教学方法及课程体系的积极探索；② 充分显现了编者各自的学术观点、学术特点，既保持中医传统，又多有发挥，呈现了学术自由、百花齐放的格局；③ 体现出在西学东渐背景下，中国传统文化与西方文化相互交融、相互冲撞的特点；④ 从一个侧面展示了当时中医药教育的教育理念、教学管理模式及教学计划设计等方面革故鼎新的历史进程。"

　　本书选用丁甘仁、包识生、恽铁樵、程门雪、章巨膺、秦伯未、承澹盦、许半龙、钱今阳九位民国上海中医名家编写的各科讲义，按医经、诊断、临床各科排序，节录其中能反映名家教育思想和临床特色的内容，配以教材图片。并对医家生平，特别是教育事迹以及讲义特色进行简单的评述，使得读者阅读后既可了解医家其人其事，也可略晓民国上海各种办学形式的特点和各科教材特色。

黄 瑛

2018 年 5 月

丁甘仁讲义

《脉学辑要》　《药性辑要》　《医经辑要》

医家生平

丁甘仁（1865—1926年），名泽周，江苏武进孟河人，清末至民国时期著名医家，孟河医派——近代丁派内科流派的创始人（图1）。丁氏初在苏州、无锡行医，后至上海仁济善堂施诊。临床擅长外感热病治疗，融汇《伤寒论》、温病学说之长，宗《伤寒论》而不拘伤寒方，宗温病而不拘于四时温病，用药轻灵，以轻去实，自成一家。同时主张通过学校教育培养中医人才，1916年在沪上创办了第一所国民政府内务部和教育部备案的高

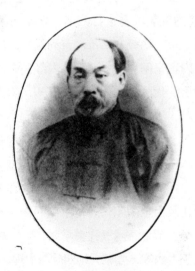

图1　丁甘仁先生

等中医学校——上海中医专门学校。后又创办女子中医专门学校及沪南沪北广益中医院。培养了一大批近现代中医人才，如现代中医名家秦伯未、程门雪、黄文东、沈仲理等皆从其门下。

丁氏在上海中医专门学校创办初期亲自参与学校课程建设，编写了《医经辑要》《药性辑要》《脉学辑要》《医案讲义》四种讲义。其中《医经辑要》后来经费通甫节录整理为《内经学》，在上海中医专门学校改名上海中医学院后继续作为学校《内经》教材；《脉学辑要》由戴达夫改编为《脉学辑要讲义》，在丁甘仁过世后作为学校的《诊断学》讲义。

丁甘仁编写医案讲义还为著名医家施今墨引作其所创办的华北国医学院医案教材。

《医经辑要》评述

本讲义仿明代张介宾《类经》体例编写，共分七卷，卷一论藏象，卷二论经络，卷三病机，卷四类证，卷五类病，卷六治则（附七方十二剂及方药举例），卷七编辑《运气要诀》（附运气图象）。前六卷，主要对《内经》经文进行归纳、分类阐述，约涉及《素问》四十九篇，《灵枢》二十一篇经文。每卷首列经文，后有作者注释，主要引用《类经》相关内容来阐释经文，而《内经》未论及内容则直接引用《类经》补充。更引清代医家柯韵伯、唐容川、陈古愚、张隐庵、尤在泾、陈修园、吴鹤皋、魏念庭、徐忠可、赵羽皇、季楚重等观点来阐释经义，便于医家、学者、读者的学习及理解。卷六有附七方十二剂的释文及方药论治，所举方剂，系临床常用的经典名方，分列组成、出处、主治、加减及各家注释等项。卷七引清代吴谦《医宗金鉴》卷三十五的内容，专论运气，述及天地阴阳，五行生克制化，五运六气之主运、主气、客运、司天在泉、节令、运气亢害承制、六气胜复、五运客运太过不及为病、六气客气主病等，强调天地四时与生理、病理的密切关系。

《医经辑要》辑录

 藏象

【脏腑名官】

《素问·灵兰秘典》曰：心者，君主之官也，神明出焉。肺者，相傅之官，治节出焉。肝者，将军之官，谋虑出焉。胆者，中正之官，决断出焉。膻中者，臣使之官，喜乐出焉。脾胃者，仓廪之官，五味出焉。大肠者，传道之官，变化出焉。小肠者，受盛之官，化物出焉。肾者，作强之官，伎巧出焉。三焦者，决渎之官，水道出焉。膀胱者，州都之官，津液藏焉，气化则能①出矣。凡此十二官者，不得相失也。故主明则下安，以此养生则寿，殁世不殆，以为天下则大昌②；主不明则十二官危，使道闭塞而不通，形乃大伤。

心为一身之君主，禀虚灵而含造化，具一理以应万几。脏腑百骸，惟所是命，故曰神明出焉。

肺与心皆居膈上，位高近君，犹之宰辅③，故称相傅之官。肺主气，则营卫脏腑，无所不治，故曰治节出焉。节，制也。

肝属风木，性动而急，故为将军之官。木主发生，故为谋虑所出。胆禀刚果之气，故为中正之官，而决断所出。胆附于肝，相为表里。肝气虽强，非胆不断。肝胆相济，勇敢乃成，故曰决断出焉。

膻中在上焦，亦名上气海，为宗气所积之处，主奉行君相之令，而布施气化，故为臣使之官。《胀论》曰："膻中者，心主之宫城也。"贴近君主，故称臣使。脏腑之官，莫非王臣。此独泛言臣，又言使者，使令之臣，如内侍也。按十二脏内，有膻中而无胞络；十二经内，有胞络而无膻中，乃知膻中即胞络也。况喜笑属火，此云喜乐出焉，其配心君之府，较若列眉矣。汪注：两乳中间名膻中，为气海。气舒则喜乐，不舒则悲愁。

脾主运化，胃主受纳，通主水谷，皆为仓廪之官。五味入胃，脾实转输，故曰五味出焉。

大肠居小肠之下，主出糟粕，故为肠胃变化之传道。

小肠居胃之下，受盛胃中水谷，而分清浊。水液由此渗于前，糟粕由此归于后。脾气化而上升，小肠化而下降，故曰化物出焉。

肾属水而藏精，精为有形之本。精盛形成，则作用强，故为作强之

---

① 能：原本脱，据《素问·灵兰秘典论》补。
② 殁世不殆，以为天下则大昌：原本脱，据同上补。
③ 宰辅：宰相。

官。水能化生万物，精妙莫测，故曰伎巧出焉。伎，技同。

三焦主气，气化则水行，故为决渎之官。决，通也。渎，水道也。上焦不治，则水泛高原；中焦不治，则水留中脘；下焦不治，则水乱二便。三焦气治，则脉络通而水道利矣。

膀胱位居最下，三焦水液所归，是同都会之地，故曰州都之官，津液藏焉。膀胱有下口而无上口，津液之入者为水，水之化者由气，有化而入，而后有出，是谓气化则能出矣。然气之原，居丹田之间，是名下气海。天一元气，化生于此。元气足则运化有常，水道自利，所以气为水母。知气化能出之旨，则治水之道，思过半矣。

以上十二官之批注：陈注①云：此以脾胃合为一官，恐错简耳。《素问·刺法补遗篇》②云：脾者，谏议之官，知周出焉。胃者，仓廪之官，五味出焉。补此方足十二官之数也。

【脏腑华充】

《素问·六节藏象论》曰：心者，生之本，神之变也。其华在面，其充在血脉，为阳中之太阳，通于夏气。肺者，气之本，魄之处也。其华在毛，其充在皮，为阳中之太阴，通于秋气。肾者，主蛰，封藏之本，精之处也。其华在发，其充在骨，为阴中之少阴，通于冬气。肝者，罢极之本，魂之居也。其华在爪，其充在筋，以生血气，其味酸，其色苍③，此为阳中之少阳，通于春气。脾、胃、大肠、小肠、三焦、膀胱者，仓廪之本，营之居也，名曰器，能化糟粕，转味而入出者也。其华在唇四白，其充在肌，其味甘，其色黄④，此至阴之类，通于土气。凡十一藏，皆⑤取决于胆也。

心为君主而属阳。阳主出，万物系之以存亡，故曰生之本。心藏神，神明由之以变化，故曰神之变。心主血脉，血足则面容光彩。脉络满盈，故曰其华在面，其充在血脉。心属火，以阳脏而通于夏气，故为阳中之太阳。

① 陈注：指清代医家陈修园在《医学实在易》对脏腑十二官批注。
②《素问·刺法补遗篇》：当为《素问遗篇·刺法论》。
③ 其味酸，其色苍：原文脱，据《素问·六节藏象论》文补。
④ 其味甘，其色黄：原文脱，据同上补。
⑤ 皆：《素问·六节藏象论》文中无此字。

肺统气，气之本也。肺藏魄，魄之舍也。肺轻而浮，故其华其充乃在皮毛也。手太阴之经，居至高之分，故为阳中之太阴，通于秋气。

肾者，胃之关也，位居亥子，开窍二阴，而司约束。冬令之时，阳气封闭，蛰虫深藏。肾主冬藏，犹之蛰虫也。肾为水藏，受五脏六腑之精而藏之，故曰精之处也。发为血之余，精足则血足而发盛，故其华在发。肾之合骨也，故其充在骨。以少阴之经，居至下之地，故为阴中之少阴，通于冬气。

肝主筋，人之运动由乎筋力。筋劳曰罢，运动过劳，筋必罢极。肝藏魂，故为魂之居。爪者，筋之余，故其华在爪，其充在筋。肝为血海，自应生血。肝主春生，亦应生气。肝属木，木旺于春。阳犹未壮，故为阳中之少阳，通于春气。

脾、胃、大小肠、三焦、膀胱六经，皆受水谷，故均有仓廪之名。血为营，水谷之精气也，故为营之所居。器者，譬诸盛物之器也。胃受五谷，名之曰入。脾与大小肠、三焦、膀胱皆主出也。唇四白者，唇之四围白肉际也。唇者，脾之荣。肌者，脾之合。脾以阴中之至阴，而分王四季，故通于土气。六经皆为仓廪，悉统于脾，故曰此至阴之类。

五脏六腑共为十一脏，何为皆取决于胆乎？胆为奇恒之府，通全体之阴阳，况胆为春升之令。万物之生长收藏，皆于此托初禀命也。又薛注云：五脏主藏精而不泻，故五脏皆内实。六腑主化物而不藏，故六腑皆中虚。惟胆以中虚，故属于腑，然藏而不泻，又类乎脏，故足少阳为半表半里之经，亦曰中正之官，又曰奇恒之府，所以能通达阴阳，而十一脏皆取决于此也。

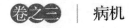 病机

【诸病所属】

《素问·至真要大论篇》曰：夫百病之生也，皆生于风寒暑湿燥火，以之化之变也。《经》言：盛者泻之，虚者补之……审察病机，无失其[①]

---

① 其：《素问·至真要大论篇》作"气"。

丁甘仁讲义

宜……诸风掉眩，皆属于肝。诸寒收引，皆属于肾。诸气膹郁，皆属于肺。诸湿肿满，皆属于脾。诸热瞀瘛，皆属于火。诸痛痒疮，皆属于心。诸厥固泄，皆属于下。诸痿喘呕，皆属于上。诸禁鼓栗，如丧神守，皆属于火。诸痉项强，皆属于湿。诸逆冲上，皆属于火。诸腹胀大，皆属于热。诸躁狂越，皆属于火。诸暴强直，皆属于风。诸病有声，鼓之如鼓，皆属于热。诸病胕肿，疼酸惊骇，皆属于火。诸转反戾，水液浑浊，皆属于热。诸病水液，澄澈清冷，皆属于寒。诸呕吐酸，暴注下迫，皆属于热。故《大要》曰：谨守病机，各司其属。有者求之，无者求之。盛者责之，虚者责之。必先五胜，疏其血气，令其调达，而致和平。

诸风掉眩，皆属于肝　风类不一，故曰诸风。掉，摇也。眩，运也。风主动摇，木之化也，故属于肝。其虚其实，皆能致此。如发生之纪，其动掉眩巅疾。厥阴之复，筋骨掉眩之类者，肝之实也。又如阳明司天，掉振鼓栗，筋痿不能久立者，燥金之盛，肝受邪也。太阴之复，头痛头重，而掉瘛尤甚者，木不制土，湿气反胜，皆肝之虚也。下虚则厥，上虚则眩。实者宜凉宜泻，虚则宜补宜温。反而为之，祸不旋踵矣。余治仿此。提，提料切。

诸寒收引，皆属于肾　收，敛也。引，急也。肾属水，其化寒。凡阳气不达，则荣卫凝聚，形体拘挛，皆收引之谓。如太阳之胜，为筋肉拘苛，血脉凝泣。岁水太过，为阴厥，为上下中寒，水之实也。岁水不及，为足痿清厥。涸流之纪，其病癃闭，水之虚也。水之虚实，皆本于肾。

诸气膹郁，皆属于肺　膹，喘急也。郁，否闷也。肺属金，其化燥。燥金胜，则清邪在肺，而肺病有余。如岁金太过，甚则喘咳，逆气之类是也。金气衰则火邪胜之，而肺病不足，如从革之纪，其发喘咳之类是也。肺主气，故诸气膹郁者，其虚其实，皆属于肺也。膹，音愤。

诸湿肿满，皆属于脾　脾属土，其化湿，土气实则邪盛行。如岁土太过，则病发中满食减，四肢不举之类是也。土气虚则风木乘之，寒水侮之。如岁木太过，脾土受邪，民病肠鸣腹支满。卑监之纪，其病留满否塞。岁水太过，甚则腹大胫肿之类是也。脾主肌肉，故诸湿肿满等症，虚实者皆属于脾。

诸热瞀瘛，皆属于火　瞀，昏闷也。瘛，抽掣也。邪热伤神则瞀，亢阳伤血则瘛，故皆属于火。然岁火不及，则民病两臂内痛，郁冒蒙昧。岁水太过，则民病身热烦心躁悸，渴而妄冒。此又火之所以有虚实也。

诸痛痒疮，皆属于心　热甚则痛，热微则痒。心属火其化热，故痒疮皆属于心也。然赫曦之纪，其病疮疡，心邪盛也。太阳司天，亦发为痈疡，寒水胜也。火盛则心实，水盛则心虚，于此可见。

诸厥固泄，皆属于下　厥，逆也。厥有阴阳二症，阳衰于下。则为寒厥；阴衰于下，则为热厥。固，前后不通也。阴虚则无气，无气则清浊不化，寒闭也。火盛则水亏，水亏则精液干涸，热结也。泄者，二阴不固也。命门火衰，则阳虚失禁，寒泄也。命门水衰，则火迫注遗，热泄也。下，肾。盖肾居五脏之下，为水火阴阳之宅，开窍于二阴。故诸厥固泄，皆属于下也。

诸痿喘呕，皆属于上　痿有筋痿、肉痿、脉痿、骨痿之辨，故曰诸痿。凡肢体痿弱，多在下部，而曰属于上者，如五脏使人痿者。因肺热叶焦，发为痿躄也。肺居上焦，故属于上。气急曰喘，病在肺也。吐而有物有声曰呕，病在胃口也。逆而不降，是皆上焦之病也。

诸禁鼓栗，如丧神守，皆属于火　禁，噤也，寒厥、咬牙曰禁。鼓，鼓颔也。栗，战也。凡病寒战，而精神不能主持，如丧失神守者，皆火之病也。然火有虚实之辨，若表里热甚，而外生寒栗者，所谓热极生寒，重阳必阴也；心火热甚，亢极而战，反兼水化制之，故为寒栗者，皆言火之实也。若阴盛阳虚而生寒栗，阳虚则外寒，阴胜则内寒，寒则真气去，去则虚，虚则寒搏于皮肤之间，皆言火之虚也。有伤寒将解，而为战汗者，其人本虚，是以作战。有痰疟之为寒栗者，疟之发也。始则阳并于阴，既则阳复阴仇，并于阳则阳胜，并于阴则阴胜。阴胜则寒，阳胜则热，更寒更热更实更虚也。由此观之，可见诸禁鼓栗，虽皆属火，必有虚实之分耳。

诸痉项强，皆属于湿　痉，风强病也。项，为足之太阳。湿兼风化而侵寒水之经，湿之极也。然太阳所至，为屈伸不利。太阳之复，为腰脽反痛，屈伸不利便者，是又为寒水反胜之虚邪矣。痉，音敬。

诸逆冲上，皆属于火 火性炎上，故诸逆冲上者，皆属于火。然诸脏诸经皆有逆气，则其阴阳虚实，有不同矣。其在心脾胃者，太阴所谓上走心为噫者，阴盛而上走于阳明，阳明络属心，故曰上走心为噫也。有在肺者，肺苦气上逆也。有在脾者，足太阴厥气上逆则霍乱也。有在肝者，肝脉若搏，令人喘逆也。有在肾者，少阴所谓咳逆上气喘者，阴气在下，阳气在上。诸阳气浮，无所依从也。有在奇经者，如冲脉为病，逆气里急。督脉生病从少腹上冲心而痛，不得前后，为冲症也。凡此者，皆逆冲上之病。虽诸冲上皆属于火，但阳盛者火之实，阳衰者火之虚。治分补泻，于此详之。

诸腹胀大，皆属于热 热气内盛者，在肺则胀于上，在脾胃则胀于中，在肝肾则胀于下。此以火邪所至，乃为烦满，故曰诸腹胀大，皆属于热。如岁火太过，民病胁支满。少阴司天，肺䐜腹大满，膨膨而喘咳；少阳司天，身面胕肿，腹满仰息之类，皆实热也。然岁火太过，民病腹大胫肿。岁火不及，民病胁支满，胸腹大。流衍之纪，其病胀。火郁之发，善厥逆，痞坚腹胀。太阳之胜，腹满食减。阳明之复，为腹胀而泄。又如过寒凉者胀，脏寒生满病，胃中寒则胀满，是皆言热不足，寒有余也。腹满不减，减不言，言须当下之，宜与大承气汤，言实胀也。腹胀时减，复如故，此为寒，当与温药，言虚胀也。治此者安可不察乎。

诸躁狂越，皆属于火 躁，烦躁不宁也。狂，狂乱也。越，失常度也。热盛于外，则肢体躁扰。热盛于内，则神志躁烦。盖火入于肺则烦，火入于肾则躁。烦为热之轻，躁为热之甚耳。如少阴之胜，心下热呕逆烦躁；少阳之复，心热烦躁，便数憎风之类，是皆火盛之躁也。然有所谓阴躁者，如岁水太过，寒气流行，邪害心火，民病心热烦，心躁悸，阴厥谵妄之类，阴之胜也，是为阴盛发躁，名曰阴躁。凡内热而躁者，有邪之热也，病多属火。外热而躁者，无根之火也，病多属寒。此所以热躁宜寒，阴躁宜热也。狂，阳病也。邪入于阳则狂，重阳者狂。如赫曦之纪，血流狂妄之类，阳狂也。然复有虚狂者，如悲哀动中则伤魂，魂伤则狂妄不精；喜乐无极则伤魄，魄伤则狂。狂者意不存人。阳重脱者阳狂。石之则阳气虚，虚则狂。是狂亦有虚实补泻，不可误用也。

诸暴强直，皆属于风 暴，猝也。强直，筋病强劲，不柔和也。肝主筋，其化风。风气有余，如木郁之发，善暴僵仆之类，肝邪实也。风气不足，如委和之纪，其动缓戾拘缓之类，肝气虚也。此皆肝木本气之化，故曰属风，非外来虚风八风之谓。凡诸病风而筋为强急者，正以风位之下，金气乘之，燥逐风生，其躁益甚。治宜补阴以制阳，养营以润燥。故曰治风先治血，气行风自灭，此最善之法也。设误认为外感之邪，而用疏风愈风等剂，则益其燥。非惟不能去风，而适所以致风矣。

诸病有声，鼓之如鼓，皆属于热 鼓之如鼓，胀而有声也。为阳气所逆，故属于热。然胃中寒则腹胀，肠中寒则肠鸣、飧泄。中气不足，肠为之苦鸣，此又皆寒胀之有声者也。

诸病胕肿，疼酸惊骇，皆属于火 胕肿，浮肿也。胕肿疼酸者，阳实于外，火在经也。惊骇不宁者，热乘阴分，火在脏也。故如少阴少阳司天，皆为疮疡胕肿之类，是火之实也。然伏明之纪，其发病。太阳司天为胕肿，身后痈。太阴所至，为重胕肿。太阳在泉，寒复内余，则腰尻股胫足膝中痛之类。皆以寒湿之胜，而为肿为痛，是又火之不足也。至于惊骇虚实亦然，如少阴所至为惊骇，君火盛也，若委和之纪，其发惊骇。阳明之复，亦为惊骇，此又以木衰金胜，肝胆受伤，火无生气，阳虚所致。当知也。

诸转反戾，水液浑浊，皆属于热 诸转反戾，转筋拘挛也。水液，小便也。热气燥烁于筋，则挛瘛为痛。火主燔灼，躁动故也。小便浑浊者，天气热则浑浊，寒则清洁，水体清而火体浊故也。又如清水，为汤则自然浊也，此所谓皆属于热，宜从寒者是也。然其中亦各有虚实之不同者。如伤暑、霍乱而为转筋之类，宜用甘凉调和等剂，清其亢烈之火者，热之属也，大抵热胜者必多烦躁焦渴。寒胜者，必多厥逆畏寒。故太阳之至为痉，太阳之复为腰脽反痛，屈伸不便。水郁之发，为大关节不利，是皆阳衰阴胜之病也。水液之浊，虽为属火。然思虑伤心，劳倦伤脾，色欲伤肾，三阴亏损者，多有是病。又中气不足者，溲为之变。则阴阳盛衰，又未可尽为实热也。

诸病水液，澄澈清冷，皆属于寒 水液者，上下所出皆是也。水体清，其气寒，故凡或吐或利，水谷不化，而澄澈清冷者，皆得寒水之化。

如秋冬寒冷，水必澄清也。

诸呕吐酸，暴注下迫，皆属于热 胃膈热甚则为呕，火气炎上之象也。酸者，肝木之味也。由火盛制金，不能平木，则肝木自盛，故为酸也。暴注者，卒暴注泄也。肠胃热甚，而传化失常，火性疾速，故如是也。下迫后重，里急迫痛也。火性急速，而能燥物故也。是皆就热为言，亦属暴病故耳。或有属虚属寒属湿，又当久病。宜临病而察之，不可拘执从事也。

谨守病机，各司其属，有者求之，无者求之，盛者责之，虚者责之。必先五胜，疏其血气，令其调达，而致和平 上文十九条，皆病机也。机者要也、变也，病变所由出也。凡或有或无，皆谓之机。有者言其实，无者言其虚。求之之求，有无之本也。夫大寒而甚，热之不热，是无火也，当助其心。大热而甚，寒之不寒，是无水也。热动复止，倏忽往来，时动时止，是无水也，当助其肾。内格呕逆，食不得入，是有火也。病呕而吐，食入反出，是无火也。暴速注下，食不及化，是无水也。溏泄而久，止发无恒，是无火也。故心盛则生热，肾盛则生寒，肾虚则寒动于中，心虚则热收于内。热不得寒，是无水也。寒不得热，无是火也。夫寒之不寒，责其无水。热之不热，责其无火。热之不久，责心之虚。寒之不久，责肾之亏。有者泻之，无者补之。虚者补之，盛者泻之。适其中外，疏其壅塞，令上下无碍。气血通调，则寒热自和，阴阳调达矣。是以方有治热以寒，寒之而饮食不入。攻寒以热，热之而昏躁以生。此则气不疏通，壅而为是也。纪于水火，余气可知。故曰有者求之，无者求之。盛者责之，虚者责之。令其通调，妙之道也。五胜，谓五行更胜也。先以五行，寒暑温凉湿，酸咸甘辛苦，相胜为法也。

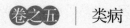 类病

【诸咳原因】

《素问·咳论》曰：（人知）肺之令人咳，（不知）五藏六府皆令人咳，非独肺也……夫皮毛者，肺之合也。皮毛先受邪气，邪气以从其合

也。其寒饮食入胃，从胃脉上至于肺则肺寒，肺寒则外内合邪，因而客之，则为肺咳。五藏各以其时受病，非其时，各传以与之。人与天地相参，故五藏各以治时感于寒则受病，微则为咳，甚则为泄、为痛。乘秋则肺先受邪，乘春则肝先受之，乘夏则心先受之，乘至阴则脾先受之，乘冬则肾先受之。

邪气风寒也，皮毛先受之，则入于肺，所以从其合也。肺脉起于中焦，循胃口上鬲①属肺，故胃中饮食之寒，从胃脉上于肺也。所谓形寒、寒饮则伤肺者，此之谓也。五脏各以其时受病者，如肝当受病于春，以其时也。然有非木令之时，而肝亦病者。正以肺先受邪，而能传以与之也。凡诸脏腑之非时受邪者，其义皆然。所以五脏六腑虽皆有咳，然无不由于肺者。

治时，治令之时也。上文言外内合邪，此即其症。邪微者，浅而在表，故为咳；甚者，深而入里，故为泄为痛也。乘秋则肺先受邪以下数句，即治时受病也。故当其时者，必先受之。

【五脏咳状】

肺咳之状，咳而喘息有音，甚则唾血。心咳之状，咳则心痛，喉中介介如梗状，甚则咽肿喉痹。肝咳之状，咳则两胁下痛，甚则不可以转，转则两胠下满。脾咳之状，咳则右胁下痛，阴阴引肩背，甚则不可以动，动则咳剧。肾咳之状，咳则腰背相引而痛，甚则咳涎。

肺主气而司呼吸，故喘息为音。唾血者，随咳而出。其病在肺，与呕血者不同。心脉起于心中，出属心系，上挟于咽，故病喉中梗介，咽肿喉痹也。介介如有所梗，妨碍之意。肝脉布胁肋，故病如是。胠，腋下胁也。

脾脉上鬲挟咽。其支者，复从胃别上鬲，故为胠下痛而阴阴然痛引肩背。脾应土，其性静，故甚者不可以动，动则增剧也。脾咳则右胠下痛者，盖阴土之气，应于坤出西南也。胃之大络名曰虚里，贯鬲络肺，出于左乳下，岂非阳土之气应于艮而出东北乎。人与天地相参也。

---

① 鬲：通"膈"。

肾脉贯脊，系于腰背，故相引而痛。其直者，入肺中循喉咙，故甚则咳涎。盖肾为水藏，主涎者也。

【六腑咳状】

六府之咳，又安所受病。夫五藏之咳久，乃移于六府。脾咳不已，则胃受之；胃咳之状，咳而呕，呕甚则长虫出。肝咳不已，则胆受之；胆咳之状，咳呕胆汁。肺咳不已，则大肠受之；大肠咳状，咳而遗矢。心咳不已，则小肠受之；小肠咳状，咳而失气，气与咳俱失。肾咳不已，则膀胱受之；膀胱咳状，咳而遗溺。久咳不已，则三焦受之；三焦咳状，咳而腹满，不欲食饮。此皆聚于胃，关于肺，使人多涕唾而面浮肿气逆也……治藏者，治其俞；治府者，治其合；浮肿者，治其经。

五脏之咳久不已，则病必及于腑，皆各因其合而表里相移也。脾与胃合，故脾咳不已，胃必受之；胃不能容，则气逆为呕。长虫，蛔虫也，居肠胃之中，呕甚则随气而上出也。蛔，音回。胆汁，苦汁也。遗矢，遗屎也。

小肠之下，则大肠也，大肠之气，由于小肠之化，故小肠受邪而咳，则下奔失气也。膀胱为津液之府，故邪气居之，则咳而遗溺。久咳不已，则上中下三焦俱病，出纳升降皆失其和，故腹满不能食饮也。

诸咳皆聚于胃，关于肺者，以胃为五脏六腑之本，肺为皮毛之合。如上文所云，皮毛先受邪气及寒饮食入胃者，皆肺胃之候也。阳明之脉起于鼻，会于面，出于口，故使人多涕唾而面浮肿。肺为脏腑之盖，而主气，故令人咳而起逆。脉之所注者为俞，所入者为合，所行者为经，诸脏腑皆然也。

【治咳要注一】

咳有内伤、外感之分，自肺而传于五脏者有之，自五脏而传于肺者亦有之。如风寒暑湿伤于外，则必先中于皮毛，皮毛为肺之合，而受邪不解，此则自肺而传于诸脏也。劳欲情志伤于内，则脏气受伤，先由阴分而病及上焦，此自诸脏而后传于肺也。但自表而入者，其病在阳，故必自表而出之，治法宜辛宜温，求其属而散去外邪，则肺气清而咳自愈矣。自内而生者，伤其阴也。阴虚于下，则阳浮于上，水涸金枯则肺苦于燥，肺燥则痒，痒则咳不能已。治此者，宜甘以养阴，润以养肺，使水壮气复，而肺自宁矣。

【治咳要注二】

治咳大法：治表邪者，药不宜静，静则留连不解，久必变生他病，故最忌寒凉收敛之剂。治里症者，药不宜动，动则虚火不宁，真阴不复，燥痒愈增，病必日甚，故最忌辛香助阳等剂。然治表者，虽宜从散，若形气病气俱虚者，又当补其中气，而助以温解之药。若专于解散，恐肺气益弱，腠理益疏，外邪乘虚而入，病益甚也。治里虽宜静以养阴，若命门阳虚，不能纳气，则参、姜、桂、附之类亦所必用。否则气不化水，终无济于阴也。

【治咳要注三】

又咳之因于火者宜清，因于湿者宜利，因于痰者降其痰，因于气者理其气。虽方书条目极多，而病本惟风寒劳损而已。风寒者，责在阳实；劳损者，责在阴虚，此咳证之纲领也。其他治表之法，亦不过随其所见之证，而兼以调之则可，原非求本之法也。至于老年久嗽，元气既虚，本难全愈，多宜温养脾肺，或兼治其标，保其不致羸困则善矣。若求奇效，而必欲攻之，非计之得也。

《药性辑要》评述

本讲义是丁甘仁以李中梓《（隽补）雷公炮制药性解》作为底本，为创办初期的上海中医专门学校编写的中药课程讲义。本讲义记载药366种、附药58种。正文前列"药性总义"篇，总论药物性味归经和升降浮沉，以及药物使用和炮制等理论。正文两卷，分以草、木、果、谷、菜、金石、土、人、兽、禽、虫鱼11部，每味药以骈文形式讲述性味归经、

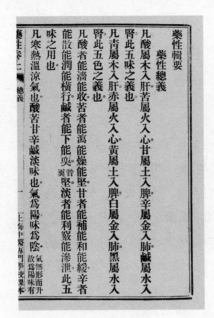

图 2 《药性辑要》

功能特点、主治范围，更对药物的毒性、配伍宜忌、药理分析及加工炮制等内容进行简要分述。更结合临证心得来对药物的注释进行增补和发挥，文后附有"药性赋"，便于学习和诵记（图2）。

丁甘仁在讲义编写过程中，对《（隽补）雷公炮制药性解》中一些药物功效主治漏载的，则以《神农本经》为主、《本草从新》为辅，择其尤要，审慎补入。并在文后标注"增补"两字以示区别。增补之句，仿原来格式骈语，以照一律。药物性味归经则编成排句，药物应用忌宜，则在原注外兼采《本草从新》相关内容，加以审酌。

《药性辑要》辑录

【药性总义】

凡酸属木入肝，苦属火入心，辛属金入肺，咸属水入肾，甘属土入脾，此五味之义也。

凡青属木入肝，赤属火入心，白属金入肺，黑属水入肾，黄属土入脾，此五色之义也。

凡酸者能涩能收，苦者能泻能燥能坚，甘者能补能和能缓，辛者能散能润能横行，咸者能下能软坚，淡者能利窍能渗泄，此五味之用也。

凡寒、热、温、凉，气也；酸、苦、甘、辛、咸、淡，味也。气为阳，味为阴（气无形而升故为阳，味有质而降故为阴）。气厚者为纯阳，薄为阳中之阴；味厚者为纯阴，薄为阴中之阳。气薄则发泄，厚则发热

（阳气上行，故气薄者能泄于表，厚者能发热）；味厚则泄，薄则通（阴味下行，故味厚者能泄于下，薄者能通利）。辛甘发散为阳，酸苦涌泄为阴（辛散甘缓故发肌表，酸收苦泄故为涌泄）；咸味涌泄为阴，淡味渗湿为阳。轻清升浮为阳，重浊沉降为阴。清阳出上窍（本乎天者亲上，上窍七，谓耳、目、口、鼻），浊阴出下窍（本乎地者谓下，下窍二，谓前、后二阴）。清阳发腠理（腠理，肌表也。阳升散于皮肤，故清阳发之），浊阴走五脏（阴受气于五脏，故浊阴走之）；清阳实四肢（四肢为诸阳之本，故清阳实之），浊阴归六腑（六腑传化水谷，故浊阴归之）。此阴阳之义也。

凡轻虚者浮而升，重实者沉而降。味薄者升而生（春象），气薄者降而收（秋象），气厚者浮而长（夏象），味厚者浮而藏（冬象），味平者化而成（土象）。气厚味薄者浮而升，味厚气薄者沉而降，气味俱厚者能浮能沉，气味俱薄者可升可降。酸咸无升，辛甘无降，寒无浮，热无降。此升降浮沉之义也（李时珍曰：升者引之以咸寒，则沉而直达下焦；沉者引之以酒，则浮而上至巅顶。一物之中有根升梢降、生升熟降者，是升降在物亦在人也。凡根之在土中者，半身以上则上升，半身以下则下降。虽一药而根梢各别，用之或差，服亦无效）。

凡质之轻者上入心肺，重者下入肝肾，中空者发表，内实者攻里，为枝者达四肢，为皮者达皮肤，为心、为干者内行脏腑。枯燥者入气分，润泽者入血分。此上下内外各以其类相从也。

凡药各有形性气质，其入诸经，有因形相类者（如连翘似心而入心，荔枝核似睾丸而入肾之类），有因性相从者（如润者走血分，燥者入气分，本乎天者亲上，本乎地者亲下之类），有因气相求者（如气香入脾、气焦入心之类），有因质相同者（如头入头、干入身、枝入肢、皮行皮；又如红花、苏木，汁似血而入血之类），自然之理，可以意得也。

有相须者，同类不可离也（如黄柏、知母，补骨脂、胡桃之类）。为使者，我之佐使也。恶者，夺我之能也。畏者，受彼之制也。反者，两不可合也。杀者，制彼之毒也。此异同之义也。

辛走气，气病无多食辛（《五味》论曰：多食之令人洞心。洞心，透心若空也）。咸走血，血病无多食咸（血得咸则凝结而不流。《五味》论曰：多食之令人渴）。苦走骨，骨病勿多食苦（苦性沉降，阴也。骨属肾，亦阴也。骨得苦则沉降，阴过盛，骨重难举矣。《五味》论曰：多食之令人变呕）。甘走肉，肉病勿多食甘（甘能缓中，善生胀满。《五味》论曰：多食之令人愧心。愧心，心闷也）。酸走筋，筋病勿多食酸（酸能收缩，筋得酸则缩。《五味》论曰：多食之令人癃。癃，小便不利也）。此五病之所禁也。

凡药须俟制焙毕，然后秤用，不得先秤。湿润药皆先增分两，燥乃秤之。

凡酒制升提，姜制温散，入盐走肾而软坚，用醋注肝而收敛。童便除劣性而降下，米泔去燥性而和中。乳润枯生血，蜜甘缓益元。陈壁土藉土气以补中州，面煨曲制抑醋性勿伤上膈。黑豆甘草汤渍并解毒，致令平和；羊酥猪脂涂烧咸渗骨，容易脆断。去穰者免胀，去心者除烦，此制治各有所宜也（《本草》所谓黑豆、乌豆，皆黑大豆也。苏颂曰：紧小者为雄，入药尤佳。宗奭曰：小者力更佳。皆谓黑大豆之较小者，非世俗所称马料豆也。世俗所谓马料豆，即绿豆也。绿豆性温热，味涩劣，乃豆中之最下之品，以其野生，价最低贱，北方甚多，故喂马用之。盖凡豆皆可作马料，而莫有如此豆之价廉也。今药肆中煮何首乌不用黑大豆而用绿豆，甚谬。并有将煮过首乌之绿豆伪充淡豆豉，尤属可笑。市医每有以绿豆皮可用也，因时珍混注绿豆即小黑豆，以致后人多误）。

用药有宜陈久者（收藏高燥处又必时常开着，不令微蛀），有宜精新者，如南星、半夏、麻黄、大黄、木贼、棕榈、芫花、槐花、荆芥、枳实、枳壳、橘皮、香橼、佛手柑、山茱萸、吴茱萸、燕窝、蛤蚧、糖壁土、秋石、金汁、石灰、米、麦、酒、酱、醋、茶、姜、芥、艾、墨、蒸饼、诸曲、诸胶之类，皆以陈久者为佳。或取其烈性灭，或取其火气脱也（凡煎阿胶、鹿胶等只宜微火令小沸，不得过七日。若日数多，火气太重，虽陈之至久，火气终不能脱，服之不惟无益，反致助火伤阴也。煎膏滋亦宜微火，并不可久煎。阴虚有火之人一应药饵、食物最忌煎炒，修合丸子宜将药切绝薄片子蒸烂，熟捣为丸。若用火制焙，不但不能治病，反致发火伤阴，旧疾必更作也）。余则俱宜精新。若陈腐而欠鲜明，则气味不全，服之必无效。唐耿伟诗云：朽药误新方。正谓是也。此药品有新陈之不同，用之贵各得其宜也。

● 黄芪　味甘，微温，入于脾、肺。

补肺气而实皮毛，敛汗托疮，解渴定喘；益胃气而去肤热，止泻生肌，补虚治痨。（恶）风（大）癫急需，痘（虚）疡（科）莫缺。（增补）疗五痔，散鼠瘘。小儿则百病咸宜，久败之疮疡尤要。

黄芪无毒，茯苓为使。恶龟甲、白鲜皮，畏防风。蜜炙透，形如箭竿者佳。绵软而嫩无丫枝。

种种功勋，皆是补脾实肺之力。能理风癫者，《经》谓：邪之所凑，其气必虚。气充于外，邪无所容耳。

[按]　黄芪实表，有表邪者勿用。助气，气实者勿用。肝气不和亦禁用，阴虚者亦少用。恐升气于表，而里愈虚耳。生用固表，炙用补中。

● 远志　味苦、辛，温，入于心、肾。

定心气，止惊益智；补肾气，强志益精。治皮肤中热，令耳目聪明。（增补）疗咳逆而愈伤中，补不足以除邪气。

远志无毒，畏珍珠、藜芦，杀附子毒。冷甘草汤浸透，去水焙干。山西白皮者良，山东黑皮者次之。

心君镇定，则震撼无忧；灵机善运，故止惊益智。水府充盈，则坚强称职；闭蛰封藏，故强志益精。水旺而皮热可除，心安而耳目自利。

[按]　远志水火并补，殆交坎离而成既济者耶。本功外善疗痈毒，敷服皆奇。苦以泄之，辛以散之之力也。

《脉学辑要》评述

本讲义是丁甘仁以清代孟河名医费晋卿所藏蒋趾真《脉诀》抄本为蓝本进行校订厘正，并以李时珍、陈修园两家脉法增注。内容有陈修园诊脉歌、论脉篇、脉法统论，陈修园补徐灵胎诊脉论，节录病机赋，李时珍《濒湖脉诀》脉状主病和相类脉诸诗，蒋趾真各脉分六部主病等，取简而约、显而明者汇辑而成，并逐条注释而成。全书内容简约易懂，歌诀朗朗上口，学者能易于心领神会，胸中了然。丁甘仁认为，若能熟读而深思之，则诊脉之理庶得其要领矣（图3、图4）。

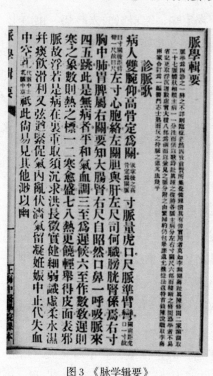 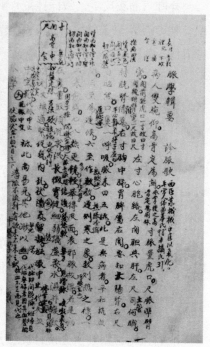

图3　《脉学辑要》　　　　　　　　图4　《脉学辑要》抄本

《脉学辑要》辑录

自序

盖闻泰西医用听声筒，审察疾病之器也。中国医重诊脉法，审察疾病之决也。道固不同，学亦有异。医有中西之分，由来久矣。溯自《灵》《素》《甲乙》《难经》，创言脉诀，至晋王叔和先生，推著《脉经》，为脉法之大成。自后诸家论脉，各有至理，然皆词语繁重，旨意深远，纵能潜心考究，未易豁然贯通，所以然者，因未得易简之方耳。因念《经》称望闻问切，神圣功巧，莫近于切脉之道。而切脉之道，莫要于寸口之脉。盖百脉皆会于寸口，如江河之朝宗于海，苟能探得其要，而于今之疾病，思过半矣。予更近取譬之，以为人一身之经脉，犹电线也。电线设有梗阻，视电机能知损之所在，犹脏腑或有乖违，诊寸口能知病之所在。电机也，寸口也，名虽不同，而理则一也。故诊寸口之脉，能知三因之百病。果能二部九候，指下分明，则病之浅深吉凶，人之穷通寿夭，皆可于二十七脉之中，决断其变化焉。人谓医道通乎仙道，非虚语也。吾乡费晋卿先生，兴于前清嘉道咸同间，名振大江南北。至其诊脉之神，出类拔萃，决断生死，历历不爽。盖深得蒋趾真先生之秘传脉诀者也。先生脉诀，世无刻本，先兄松溪，儒而习医，从学于晋卿先生之门，得趾真先生脉诀抄本，泽周咀嚼玩味，得其奥窍，不敢自私，恐滋淹没，用是匣订校正，加入李、陈两家脉法合编本。取其简而约，显而明，俾学生易于心领神会，胸中了然。若能熟读而深思之，则诊脉之理庶得其要领矣。爰述巅末，付诸剞劂，亦不忘趾真先生之苦心云尔。

丁巳孟秋七夕孟河甘仁丁泽周氏识于上海之思补山房

脉学辑要

脉学为四诊之一，辨之不详，则临诊茫然。因考前贤所集，觉条理清真，有俾实用者，莫如李濒湖、蒋趾真、陈修园三家。濒湖取二十七脉体状、相类、主病，一一分注，而系以歌诗。趾真踵之，复将各脉主病，分左右寸、关、尺六部，而缕晰之。修园恐学者不易省记，更取浮、沉、迟、数、虚、实、大、缓八部为纲，而以兼见之脉分附之。由繁归约，仍包举靡遗，允推捷法。兹特首录陈说，继取李、蒋两家合订为一编。医门志士，熟而玩之，持脉之道其庶几乎。

【诊脉歌】

病人双腕仰，高骨定为关（依掌后之高骨定为关脉），寸脉量虎口，尺脉准臂弯（关前距虎口一寸，故曰寸。关后距臂弯一尺，故曰尺）。左寸心包络，左关胆与肝，左尺司何职，膀胱肾系焉。右寸胸中肺，胃脾属右关，要知大肠肾，右尺自昭然。口鼻一呼吸，脉来四五跳；此是无病者，平和气血调。三至为迟候，六至作数教；迟则寒之象，数则热之标。一二寒愈盛，七八热更饶；轻举得皮面，表邪脉故浮。若是病在里，重取须沉求；洪长征实健，细弱识虚柔。水湿并痰饮，滑利又弦道；紧促气内乱，伏涩气凝留。妊娠中止代，失血中空芤（代脉中止，芤脉中空）；只此尚易见，其他渺以幽。

陈修园论脉篇

【脏腑之分配】（以濒湖为准，余作参考）

《内经》：左寸（心、膻中），左关（肝、胆），左尺（肾、腹中）；右寸（肺、胸中），右关（脾、胃）。右尺（肾、腹中）。

王叔和：左寸（心、小肠），左关（肝、胆），左尺（肾、膀胱）；右寸（肺、大肠），右关（脾、胃），右尺（命门、三焦）。

李濒湖：左寸（心、膻中），左关（肝、胆），左尺（肾、膀胱、小肠）；右寸（肺、胸中），右关（脾、胃），右尺（肾、大肠）。

张景岳：左寸（心、膻中），左关（肝、胆），左尺（肾、膀胱、大肠）；右寸（肺、胸中），右关（脾、胃），右尺（肾、小肠）。

［按］　大小二肠，《经》无明训，其实尺里以候腹，大、小肠、膀胱俱在其中。王叔和以大、小二肠配于两寸，取心肺与二肠相表里之义也。李濒湖以小肠配于左尺，大肠配于右尺，上下分属之义也。张景岳以大肠配左尺，取金水相从之义；小肠配于右尺，取火归位之义也，皆有其理。当以病证相参，如大便秘结，右尺宜实，今右尺反虚，左尺反实，便知金水同病也。小便热淋，左尺宜数，今左尺如常，而右尺反数，便知相火炽盛也。或两尺如常，而脉应两寸，便知心移热于小肠，肺移热于大肠也。一家之说，俱不可泥如此。况右肾属火，即云命门亦何不可？三焦鼎峙两肾之间，以应地运之右转，即借诊于右尺，亦何不可乎。

【脉法统论】

何谓无病之脉？呼吸之间四五至是也。何谓五脏平脉？心宜洪，肺宜涩，肝宜弦，脾宜缓，肾宜沉，又兼一团冲和之气，谓之胃气也。何谓四时平脉？春宜弦，夏宜洪（《素问》谓钩），秋宜涩（《素问》谓毛，又谓浮），冬宜沉（《素问》谓石），四季之末宜和缓是也。何谓男女异脉？男为阳，宜寸大于尺；女为阴，宜尺大于寸是也。何以知妇人有孕之脉？尺寸而旺，或心脉大而旺是也（神门穴脉动甚为有子，一云心脉大为男，右尺大为女）。何以知妇人血崩？尺内虚大弦数是也。何以知妇人半产？诊得革脉是也。何以知妇人产期？曰脉离经常是也。何以知妇人无子？曰尺脉微弱涩小，腹冷身恶寒是也。小儿之脉曷别？曰以七至为准也。

李濒湖、蒋趾真论脉篇

此篇脉状主病及相类脉诸诗，皆出李氏。各脉分六部主病，逐条注释，皆出蒋氏。李诗便于诵读，蒋注便于详参。两家各有妙处，割爱殊难，故汇为一编，取全璧之意焉。

浮脉

【浮脉体状】

浮为阳，举之有余，按之不足，如微风吹鸟背上毛，厌厌聂聂，如循榆荚，如水漂木。

浮脉法天，有轻清上浮之象。在卦为乾，在时为秋，在人为肺，《素问》谓之毛。太过，则中坚旁实，如循鸡羽，病在外也；不及，则气来毛微，病在中也。

浮脉惟从肉上行，如循榆荚似毛轻，

三秋得令知无恙，久病逢之却可惊。

【浮脉相类】

浮而有力为洪，浮而无力为芤，浮而柔细为濡，浮而迟大为虚，虚甚为微。

浮如木在水中浮，浮大中空乃是芤；

拍拍而浮是洪脉，来时虽盛去悠悠。

芤脉轻平似捻葱，虚来迟大豁然空；

浮而柔细方为濡，散似杨花无定踪。

[按] 虚脉浮、中、沉三候皆见，此说专属浮分，未确当，从修园之说为是。又革脉却属于浮，此说遗之亦未合。

【浮脉主病】

浮为阳为表，得此脉或兼他脉，皆有表无里，邪盛正衰，内虚外实。

浮脉为阳表病居，迟风数热紧寒拘；

浮而有力多风热，浮而无力是血虚。

寸浮头痛眩生风，或有风痰聚在胸；

关上土衰兼木旺，尺中溲便不流通。

浮脉主表，有力表实，无力表虚，浮迟中风，浮数风热，浮紧风寒，浮缓风湿，浮濡伤暑，浮芤失血，浮洪虚热，浮散劳极。

左寸浮，有力则为外感头痛（邪气在上也），或为眩晕（木生火，兼火化也）；无力则为心血不足而有火（无力正气衰也，气衰血亦衰矣），为怔忡（血虚故也），为虚烦（有火也）。浮洪为躁怒（木旺），或面赤（火上升也）。浮滑为舌强，痰涎迷闷（痰随火上也）。浮紧浮弦，为心中隐痛心悬（血衰不能养心，故或痛或悬电）。浮数口舌生疮（火上升也）。浮芤失血之候（别有芤脉）。大浮为心之本脉。浮数之脉应发热，今反恶寒，若有痛处，当发痈疽也。

左关浮，肝气不和，胁下气满（邪在中焦）。浮大有力，眼珠赤痛（为实大）。浮弦为头眩头痛（肝风上升），或胁下痞痛（左为肝气），若与寸同浮弦有力，必主麻痹眩掉（火助木，不畏金），久则致为中风、中气之症。浮数肝热吐血（肝藏血，火盛则血妄行）。

左尺浮，有力为小便赤涩（邪火涸水），无力肾虚，为下部困乏（浮则肾气不固，况无力乎？肾主骨，故下部无力）。浮紧，耳聋（肾气通于耳，紧则气塞）。浮弦，腰痛。浮涩为伤精梦遗（火炎则浮，水少则涩）。

右寸浮，为肺之本脉。兼短涩，亦肺之本脉（五脏惟肺位最高，故其脉宜浮）。浮大为伤风，或头眩，或咳嗽（火烁金也），或耳鸣（木反侮金，金不能生水矣），或鼻塞浊涕（肺气不清也）。浮数为咽痛，或咽干（火伤肺也）。浮紧为伤寒头痛（表有邪也）。浮滑为吐逆（有痰），为胸中不宽（气逆）。弦亦为头痛（风邪），或风寒气促头眩。若同左关强硬有力，必主中风麻痹之症。

右关浮，浮大而濡，脾之本脉。浮实为痞胀，或胃痛（实邪），或呕逆（气滞）。浮滑口臭（胃火），或痰多，或呕逆（气衰），或吞酸（木克土）。浮弦为中焦痛（土受木克），或饮食难下，或恶心恶食，或痰饮窄痛（木气有余，则生痰火诸症）。浮滑无力，则脾虚不能化痰，亦主呕逆，当从虚治。

右尺浮，为命门病脉。浮弦为腰痛，或梦遗（相火），或耳鸣耳聋（真火不固使然）。浮滑，男子为溺有余沥（湿热下注），或小便赤涩（火邪），或小腹胀满；妇人为有子，女子为带下。浮大为小腹不宽（真气不固，相火上升），或膈噎，或二便秘结。浮涩为房劳过度，或梦泄（水衰），或虚汗自出（汗为肾之液）。浮数，男子为房劳之后（相火炽盛不宁），或远行方止，或下部无力（真气上越，则下无力）。尺脉宜沉，右尺尤宜，以命门相火贵收藏也。故浮在右尺，其病当剧，两尺俱不宜浮。

包识生讲义

《伤寒论讲义》
《伤寒方讲义》
《杂病论讲义》
《杂病方讲义》

医家生平

包识生（1874—1934年），字一虚，福建上杭人，近代中医名家、中医教育家（图5）。包氏世代业医，少时曾随父包桃初习业，对仲景之学颇有深研。民国元年（1911年）应上海名医余伯陶之邀悬壶于沪上，1912年与李平书、余伯陶、丁泽周诸名医创办中华医药联合会，并主张通过办学教育来振中医，参与筹建神州医药学会医学传习所工作，创办了神州中医药专门学校。分别在上海中医专门学校、中国医学院、新中国医学院承担教学和教育管理工作。悉心编写了《伤寒论讲义》《伤寒方讲义》《杂病论讲义》《杂病方讲义》《国医学粹》（包括《证象学》《药物

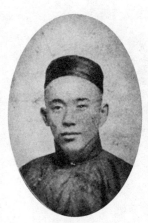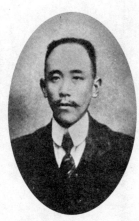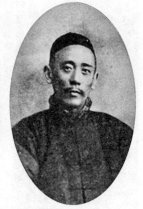

时年二十　　　　　时年三十二　　　　　时年四十

图5　包识生

学》)、《中医生理学讲义》《解剖学讲义》等讲义,新中国医学院《经方》讲义亦是由包氏《伤寒方讲义》改编而成。曾出任中国医学院院长,并参与中国医学院发起并组织的二次全国教材统一编辑会议,为近代上海中医教育事业做出了重大贡献。

包识生编撰的《伤寒论讲义》《伤寒方讲义》,与张锡纯的《伤寒论讲义》、陆渊雷的《伤寒论今释》、恽铁樵的《伤寒论》等,广泛应用于当时的中医学校教育,后世认为其是民国时期优秀《伤寒论》教材。

《伤寒论讲义》评述

本讲义将《伤寒论》297 条原文分为八个篇章进行讲解。第一篇辨太阳病脉证篇(即头项背皮肤病);第二篇辨阳明病脉证篇(即面胸腹肌肉病);第三篇辨少阳病脉证篇(即颊颈胁筋骨病);第四篇辨太阴病脉证篇(即肺脾病);第五篇辨少阴病脉证篇(即心肾病);第六篇辨厥阴

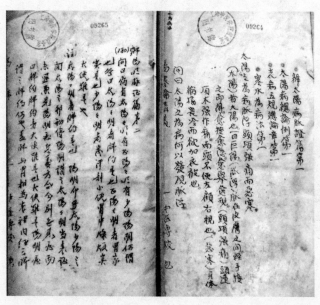

图 6 《伤寒论讲义》

病脉证篇（即心包络肝病）；第七篇辨霍乱病脉证篇（即后天胃病）；第八篇辨阴阳易差后劳复脉证篇（即先天肾病）。并对397条《伤寒论》原文进行逐句讲解、逐条阐发。每条原文前冠以标题概括文义，文后分"注""讲""义"三部分进行讲解。"注"为包氏对《伤寒论》原文中相关词、句进行解释。"讲"采用教和学的答问形式来阐述伤寒病证病机辨治要点、治疗关键及临床忌宜。"义"乃对每条《伤寒论》原文进行阐发，亦是通篇精彩部分，著者将自己研读体会和临床经验融入文中。如运用《内经》开、阖、枢理论阐述三阴三阳病传变、辨治疗及预后；立"实反虚从"为伤寒病治疗法则；提出三阴病以寒热进退定生死，亦为三阴病诊断之总纲等。通篇讲义反映了包识生熟读经典而不死煞句下，举一反三，融会贯通的治学风格，亦体现了近代伤寒大家家包识生对伤寒论教学和临床独特的见解（图6）。

《伤寒论讲义》辑录

太阳病总论例第一
表病五规总论章第一

【寒水为病法第一】

太阳之为病，脉浮、头项强痛而恶寒。

[注]（太阳）者：大阳也，一曰巨阳。（脉浮）脉在皮肤之间，轻手按之则得，愈按愈隐，愈举愈现。（头项强痛）头连项木强作痛而头不便左顾右视也。（恶寒）身体缩撘畏冷而欲加衣被也。

[讲] 问曰：太阳之为病，何以发现脉浮？

答曰：太阳属表，表者，最高最外之谓也。人身最高最外之地，莫若于头项背与皮肤，故头项背与皮肤皆为太阳所主，故其脉外浮于皮肤之间也。

问曰：头项强痛何因？

答曰：太阳之经脉起于目内眦，上额交巅，循脑后下行项背。经脉伤邪，则营卫不通，不通则作痛也。

问曰：恶寒何因？

答曰：太阳为寒水之经，寒水性寒，伤于人身则寒气司令，寒多而热少，故太阳受邪必恶寒也。

［义］　此言太阳寒水之经为病，发现脉症之确据总法也。夫太阳寒水之为病，有气、有经、有质，三者之别，脉浮即气病也，头项强痛即经病也，恶寒即质病也。总论虽言三证，但三证不必悉具，即现一证亦可谓为太阳病矣。以后所谓太阳病者，此三证而言也。

【中风为病法第二】

太阳病，发热、汗出恶风、脉缓者，名为中风。

［注］　（太阳病）即指上法脉浮、头项强痛而恶寒，以下仿此。（发热）身体之热度加增，按之灼手。（汗出）皮肤上有咸味之流质外泄，名曰汗出。（恶风）见风则畏，曰恶风。（脉缓）脉来和缓，约一息五六至，一分钟五六十至。（中风）风由汗孔而入，腠理如矢之中靶，曰中风。

［讲］　问曰：人体发热，何气使然？

答曰：六淫之邪伤人，皆能令人发热。其发热之理由，因邪气与正气相搏而发生热度也。凡正气强盛之人，其相搏力愈大，故其热度亦愈高；正气虚弱之人，其相搏力小，其热度亦小，待正气消灭，而邪气无物与之抗争，故不热而冰也。

问曰：汗出何因？

答曰：体热则汗孔开，开则汗出；寒则汗孔闭塞，闭塞则无汗，此物性自然之理也。夫风为阳邪，空气之温者也，中于人身，毛孔开张，故汗自出。

问曰：恶风何因？

答曰：因风邪入里与正气相争，若再见风则风邪得有援助，其势益猛而正气不敌，故畏之也。

问曰：脉缓何因？

答曰：凡物之属阳属温者，其性和缓；属阴属冷者，其性紧急。风者阳邪也，其性温，故脉缓。

［义］　此言风中太阳经发现脉症之确据也。夫风者为百病之长，即空气是也。

［按］　平常之空气曰风，风之冷者曰寒，热曰暑，热极曰燥，挟有水气曰湿，寒热错杂不清而能化火，凡此诸邪皆由风而变化也，故为百病之长。

【伤寒为病法第三】

太阳病，或已发热，或未发热，必恶寒体痛，呕逆，脉阴阳俱紧者，名曰伤寒。

［注］　（体痛）全身俱作痛也。（呕逆）胃中有气上逆，由口而出，作呕声；或有饮食随呕而出，故曰呕逆。（脉阴阳）阴指二尺而言，阳指二寸而言，并关脉亦包括在内。（紧）脉紧，来去极速，息不能数，约一息在十余至以上，一分钟百余至也。（伤寒）伤者，创也、损也，肤腠为寒所戕损也。

［讲］　问曰：太阳病已、未发热而必恶寒者何也？

答曰：上法言风曰中，此法言寒曰伤，文字上已有轻重之分别，其邪气之利害可知。上法无"必"字，虽中风邪，或有不恶风者。此法加"必"字，则可知伤寒一症，无论其热之已发未发，体之属强属弱，必先现恶寒也。

问曰：体痛何因？

答曰：凡痛皆气血不通之所作。人体之寒热平均，则人无病。今伤寒邪，人身之寒度增加，而营卫失其当行之度，滞留不利，故身体疼痛也。

问曰：呕逆何因？

答曰：寒邪剽①悍，侵入肌肤则腠理闭塞，正气被迫，不能排泄于体外，故由内腑上冲，从口而出，作呕逆也。

问曰：寒邪何以曰伤？

答曰：中者，邪纵来也，必有空隙可乘，邪始能入腠理。伤者，邪横来也，无空隙邪亦能入肌腠，且虽伤一部分，顷刻必传于周身。中风则不然，中一部则一部生病，虽能传经，其时候亦无伤寒之速。

---

① 剽：原文为"漂"，据上下文义改。

　　[义]　此言伤寒太阳经发现脉症之确据也。夫寒属阴邪，为空气中之冷者，冷气伤人，故或已发热之后，或未发热之前而必先见恶寒之症也。但寒邪重而正气旺者，即发热而病剧；寒邪轻而正气弱者，缓发热而病轻。

　　[按]　恶寒与恶风又绝然不同。恶寒者，虽室内帐中厚其衣被，犹觉其寒；恶风者，见风始恶，无风则自若也。

　　风性缓，寒性急，为物性自然之理。如夏日之风虽烈，风不见其雄；冬日之风纵微，风亦觉其猛。以其寒急热缓，物理自然之性故也。

【表里相传法第四】

　　伤寒一日，太阳受之，脉若静者，为不传。颇欲吐，若躁烦，脉数急者，为传也。

　　[注]　（脉若静）静，安静也，不变动之谓也。（吐）胃中之水谷从口逆出曰吐。（躁烦）躁，手足身体不安而时起时坐卧也。烦，心不安而多所不可也。（脉数急）数脉，一息六七至，一分钟八九十至。急，疾也，与数同意也。

　　[讲]　问曰：伤寒一日，太阳受之，何谓也？

　　答曰：伤寒一日，言人得病之第一日也。太阳受之，谓得病第一日即是太阳病。

　　问曰：脉若静者为不传，此静字作何解说？

　　答曰：脉若静者，谓太阳为病之后其脉浮，仍是浮而不变沉。风缓寒紧，仍是风缓寒紧而不变微细，是为安静不动，邪气不传于他经。故曰脉静者为不传。

　　问曰：颇欲吐何因？

　　答曰：吐，里病也。躯壳之表病忽见脏腑之里病，则其邪已侵于里。邪已侵里则为传经也。

　　问曰：若烦躁何因？

　　答曰：烦，心阳内郁，手少阴症也。躁，肾水外扰，足少阴症也。太阳病而见少阴症，是为邪已由表而里矣。

　　问曰：脉数急属何症？

　　答曰：数急为表里相传过度之脉也。盖太阳伤寒其脉为紧，今十余至之脉一变为六七至之数脉，则表邪将去而里病又将发现之候也。若表邪完全入里，则全变为一息三四至之少阴微细脉矣。故脉数急者为传也。

[义]　此言太阳经受邪之后，其邪有由太阳之表传入少阴之里，及不传之法也。夫太阳主皮肤与头项，为人身最高最外之地，故伤邪之第一日即太阳之皮肤先受病也。太阳已受，为病之后，其邪必渐次传染他经，但传染之途有二：一为表里传，一为经气传。此言表里传之法也，太阳受病之后，自一日或至数日，仍是太阳之脉症静而不变动者，为太阳之邪不传他经也。若太阳之脉症不静而动，变生颇欲吐、躁烦、脉数急者，为太阳之邪已传入少阴之里矣。

【经气相传法第五】

伤寒二三日，阳明少阳症不见者，为不传也。

[注]　（阳明症）即胃家实，腹满、谵语、潮热、燥屎是也。（少阴症）即口苦、咽干、目眩是也。

[讲]　问曰：二日三日阳明、少阳证不见者何谓也？

答曰：二日即阳明主气之期，三日即少阳主气之期也。

[义]　此言太阳之邪由经气传不传者也。

[按]　经气顺传之次序：一日太阳，二日阳明，三日少阳，四日太阴，五日少阴，六日厥阴也。若二日不见阳明之脉症，三日不见少阳之脉症，为太阳之邪不由经气而传者也。若二日已见阳明之症、三日少阳之症，为太阳之邪已由经气而传入阳明、少阳也。

【三阳邪化法第六】

太阳病发热而渴，不恶寒者，为温病。若发汗已、身灼热者，名风温。风温为病，脉阴阳俱浮，自汗出，身重多眠睡，鼻息必鼾，语言难出。若被下者，小便不利、直视、失溲。若被火者，微发黄色，剧则如惊痫、时瘛疭，若火熏之。一逆尚引日，再逆促命期。

[注]　（渴）口燥时时想吃茶水也。（温病）温即热也，温病即热病也，暑燥火三症之总称也。（灼）炙也、热也、烧也。灼热，按之热如火烧炙人手也。（风温）由风邪所化之热病。（身重）身体笨重难以起卧也。

（多眠睡）眠，卧寐也；睡，坐寐也。多眠睡，无论坐卧俱欲寐也。（鼾）呼吸作干声也。（小便）一曰小尿，一曰尿，一曰小解，一曰溺。（直视）目不转瞬也。（溲）尿色不清之谓溲。（惊）身跳不安而恐惧也。（痫）晕厥不知人事而手足口目瘛疭也。（瘛疭）手足口目振动抽缩也。

[讲]　问曰：太阳病发热何以发现口渴、不恶寒？

答曰：太阳病发热后，热盛则化燥，里热盛则口渴，表热盛则恶寒自罢，故口渴而不恶寒也。

问曰：何为温病？

答曰：温者，暖也。温病即热病之谓也，暑燥火病俱包含在内。

问曰：身灼热何故？

答曰：身灼热为太阳风病化为热病，因误汗，津液愈涸，热邪愈盛，则按之如火灼人手也。

问曰：脉阴阳俱浮何故？

答曰：人身表里上下俱热，故其脉寸、关、尺三部俱浮也。

问曰：自汗出何故？

答曰：肾主液，肾被热灼，故汗自出也。

问曰：身重何故？

答曰：脾主肌肉，脾受热淫，故肉笨而身体重。

问曰：多眠睡何故？

答曰：心藏神，心被热逼，故神智昏迷而多眠睡。

问曰：鼻息必鼾何故？

答曰：肺主气，肺受热则呼吸为之不利而作鼾。

问曰：语言难出何故？

答曰：肝主筋，肝为热伤，则舌筋卷缩而难语言。

问曰：小便不利何故？

答曰：下伤其下焦之气，则小便为之不利也。

问曰：直视何故？

答曰：下伤其上焦之气，故目为之直视也。

问曰：失溲何故？

答曰：下伤其中焦之气，则中气不约而小便自失也。

问曰：身发黄色何故？

答曰：火伤其营卫则肤色发黄。

问曰：惊痫何故？

答曰：火伤其脏腑，则肝胆不宁而发惊痫。

问曰：瘛疭何故？

答曰：筋脉之津液被火所伤，无所营养，故瘛疭。

问曰：若火熏之何故？

答曰：火伤其营卫则皮肤之色泽尽去，故如火熏也。

【义】 此言太阳之邪不由经气表里而传他经，而在本经自化者也。夫太阳病本恶寒而发热，今不恶寒而发热口渴者，太阳寒水之邪化为温热暑病也。其所以化热之故者，多因太阳初得病时，其人素体多火，或误服热品，或天热衣厚，汗出过多，则寒负而热胜，热胜则寒从热化也。表热盛则身如炉，里热盛则口大渴，如是表里俱热，寒气散尽而不恶寒。

【按】 热病必用凉，汗下火三法俱非所宜，若误以发汗攻其表，则五脏俱伤，风动火扬，其身之热益盛，按之如火灼手。营卫俱热，涣溢周身，故阴尺阳寸三部之脉俱浮上而向外越也，是则太阳中风之病而化为风热之病矣。肾脏已伤，津脱而汗自出；脾脏已伤，肉败而身重；心脏已伤，神疲而多眠睡；肺脏已伤，气逆而鼻息作鼾；肝脏已伤，舌筋缩而语言难出也。若误以下剂攻其里，则三焦俱伤。下焦伤则小便不利，上焦伤则目直视，中焦伤则中气失统摄之职而失溲也。若误以火法攻其半表里，则营卫俱伤。微者，病在皮肤，不过营卫受伤，外发黄色而已；剧者，伤其营卫且伤其脏腑，而必作惊痫也。营卫已伤，则血不能养筋而筋脉瘛疭，血气焦枯，故皮肤现如火熏之状也。然一误已为逆，但虽逆犹可引日而施救治。若再误而三误之，不禁累促其致命之期矣。

【又按】 先师以汗喻太阳之寒化热，以下喻阳明之实化虚，以火喻少阳之表化里，阅者须留意焉。

【表里传治法第七】

病有发热恶寒者，发于阳也；无发热恶寒者，发于阴也。发于阳者七日愈，发于阴者六日愈，以阳数七、阴数六故也。

［注］（阳）指阳经也。（阴）指阴经也。

［讲］ 问曰：病有发热恶寒者，发于阳也。何谓？

答曰：太阳病，本恶寒而发热，故病有发热恶寒者，发生于太阳之表也。

问曰：无热恶寒者，发于阴也。何谓？

答曰：无热恶寒，病在少阴经也。

问曰：七日愈、六日愈，何谓？

答曰：七日为阳复之数，六日为阴终之期，故以七代太阳之治法，以六代少阴之治法也。

［义］ 此言表里传不传之治法也。大凡病症有发热恶寒者，发于阳经也；无热恶寒者，发于阴经也。

［按］ 七日为阳复之数，六日为阴终之期。先师借阴阳之数喻阳经、阴经之治法，如病在太阳者，用太阳之药以治之；病在少阴者，用少阴之药以治之。不可表病治里，里病治表也。

【经气传治法第八】

太阳病，头痛，至七日以上自愈者，以行其经尽故也。若欲作再经者，针足阳明，使经不传则愈。

［注］（再经）再，二也。再经，即第二经阳明是也。

［讲］ 问曰：头痛何因？

答曰：头痛，经病也。

问曰：至七日以上自愈者，何故？

答曰：经气六日为一周，经气已行尽，故其病不传他经而自愈也。

问曰：针足阳明何谓？

答曰：足阳明胃经脉也，断其邪之去路，则邪不能传经也。

［义］ 此言太阳病欲由经气相传者，则在其欲传之经处治之，以截其路，使其病不再传别经者也。如太阳之经病头痛至七日，又值太阳之期以上至八日，值阳明经之期其病自愈者，太阳之邪行尽太阳之经而散，不传别经者也。若至八日，太阳病传入阳明，而胃家实之病出见者，攻其足阳明胃腑，病自愈也。

【虚症从治法第九】

太阳病欲解时，从巳至未上。

［注］（欲解时）其病将愈之候也。（巳午未）巳自日间上午九点至十点六十分，午自十一点至十二点六十分，未自下午一点至二点六十分也。

［讲］问曰：太阳病欲解时，何以在巳至未三时？

答曰：太阳者，大阳也，日中之阳为太阳。太阳病之虚者，得天地太阳之助力，即正旺而邪衰，故病解也。

［义］此言太阳病虚者欲解时，必得天气之助而始愈也。

［按］一日十二时，三阳居九，三阴居五，寅时为日出天晓之时，阳气初出，仍是小阳。小阳者，少阳也，故寅、卯、辰三时为少阳所主。少阳虽主三时，尚含厥阴母气二时在内，如哺乳小儿在母怀中时候更多也。小阳渐大，日渐高至巳、午、未三时，日居天中，则小阳变为大阳矣。大阳者太阳也，故巳至未三时为太阳所主。阳气由小而大，大而必旺，旺则阳气极明，故曰阳明。日已斜西，阳气衰老，阳明者纯是一个老阳也。故申、酉、戌①三时为阳明所主。阳已衰老，日落西山，则太阴出现，故亥、子、丑三时为太阴所主。太阴之后，子时阳气渐多，阴气渐少。少者，少也，故子、丑、寅三时为少阴所主。两阴交尽曰厥阴，厥阴者，老阴也。阴老必衰，则阳气渐旺，而且中含少阳，故丑、寅、卯三时为厥阴所主也。夫病之虚者，得旺时而愈，实者，得旺时而剧。所以太阳病欲解时，从巳至未上。先师下一从字，甚有深义，即虚从之谓也。

【实症反治法第十】

风家表解而不了了者，十二日愈。

［注］（风家）诸风之称呼也。（表）即表病也。（了了）了，快也。不了了，不爽快也。

［讲］问曰：风家表解而不了了，何以至十二日即愈？

答曰：太阳，阳经也。风，阳邪也。二阳并病，其阳必实，实必用攻。六日一阴之数也，十二日二阴之数也，二阳治以二阴，其病即了，故曰十二日愈。

---

① 戌：原文为"戍"，根据上下文义改。

［义］　此言太阳实症反治治法也。太阳病之虚者，则阳从阳、阴从阴以治之可也。而实者则阳反用阴，阴反用阳矣。如太阳中风之病，表解而不了了者，十二日愈。

［按］　太阳阳经也，中风阳邪也，阳经阳邪表虽解而病不了了，然痊愈者阳实也。阳实必治以重阳，而六日为一阴，十二日为二阴，则能制二阳，故曰十二日愈。

【脉证相似假真法第十一】

病人身大热，反欲得近衣者，热在皮肤，寒在骨髓也。身大寒，反不欲近衣者，寒在皮肤，热在骨髓也。

［注］　（近衣）欲多穿衣或重盖被也。身大寒，按之皮肤冰冷之谓也。

［讲］　问曰：身大热而欲近衣何故?

答曰：表虽热而里却有寒，假热也。

问曰：身大寒反不欲衣何故?

答曰：表虽寒而里却有热，真热也。

［义］　此言辨明寒热真假之法也。凡病之服药不效者，即认证不明也。先师结尾一法，总括以上十法之要诀，欲学者认症明白，虚实不乱，为治病独一无二之法门。如病人身大热反欲得近衣者，热在皮肤，寒在骨髓，假热真寒也。身大寒反不欲近衣者，寒在皮肤，热在骨髓，真热假寒也。抑又身大热，久按之而不知其热者，假热也；身大热，久按之而益热灼手者，真热也。然百病皆有真假，非独寒热也。

第五篇　辨少阴病脉证

少阴水火虚实治法第十八
水火三焦病章第三十七

【阴枢便血治法第三〇四】

少阴病，下利便脓血者，桃花汤主之。

［讲］　问曰：少阴病下利便脓血，何以用桃花汤？

答曰：少阴下利便脓血，君火与肾水合病，寒热不分也，故用桃花以塞其源。

［义］　此言下焦阴枢便血之治法也。

［按］　此少阴水火错杂、便脓血之病，凡三法皆下焦之症也。然三法虽同为便脓血，而治则有虚实之分也。

【阴开便血治法第三〇五】

少阴病二三日至四五日，腹痛，小便不利，下利不止，便脓血者，桃花汤主之。

［讲］　问曰：二三日至四五日，腹痛，小便不利，下利不止，便脓血。何故？

答曰：二三日属阳，四五日属阴也。邪由阳入阴，太阴先受病，故腹痛，小便不利，脾阳不化也；下利不止，脾阴下泄也；便脓血，阴阳不别也。

［义］　此言阴开便血之治法也。

［按］　水火错杂而生便脓血，然阴阳不化亦有便脓血之症也，其源虽有异，而便脓血则一也，故皆以桃花汤主之。

【阴阖便血治法第三〇六】

少阴病，下利便脓血者，可刺。

［讲］　问曰：少阴病下利便脓血，上皆用桃花汤，而此云可刺，何谓？

答曰：病在阴阖，厥阴经也。厥阴血气不利，亦有便脓血者，故用刺。

［义］　此言阴阖便血之治法也。夫便脓血一症，少阴之水火错杂，太阴阴阳不化，厥阴之血气内壅，皆能为病。然太、少虽以桃花汤，而厥阴则当平肝矣。先师之意，以桃花塞之，针刺通之，一塞一通，虚实之所由分矣。

【阳虚下利治法第三〇七】

少阴病，吐利，手足厥冷，烦躁欲死者，吴茱萸汤主之。

［讲］　问曰：少阴病，吐利，手足厥冷，烦躁欲死。何以用吴茱

黄汤？

答曰：吐利厥冷，亡阳之症也；烦躁欲死，病在中焦，故以吴茱萸以暖胃。

［义］ 此言阳虚下利之治法也。

［按］ 少阴之气上涌中焦，则胃寒吐利而阳亡，阳亡则心阳暴出而烦躁欲死也。

【阴虚下利治法第三〇八】

少阴病，下利，咽痛，胸满心烦者，猪肤汤主之。

［讲］ 问曰：少阴病下利，咽痛，胸满心烦，何以用猪肤汤？

答曰：中焦阴虚也，故用猪肤润燥养阴之法。

［义］ 此言阴虚下利之治法也。

［按］ 中焦之下利，有阳虚必有阴虚，一云吐、一云咽痛，皆上逆之症也。二法皆云下利，以利为主症也，一云手足厥冷，烦躁欲死，病在外，阳虚之症也；一云胸满心烦，病在内，阴虚之症也。吴茱萸与猪肤，一燥一润之方也。

【阴开咽痛治法第三〇九】

少阴病二三日，咽痛者，可以甘草汤；不瘥者，与桔梗汤。

［讲］ 问曰：少阴病二三日，咽痛何以用甘草汤？不瘥者，何以再用桔梗？

答曰：少阴君火上炎刑肺，咽病以甘平之、缓之；不瘥后。以辛味升之、开之也。

［义］ 此言阴开咽痛之治法也。

［按］ 少阴属君火，君火上炎刑金，则咽痛，故先以甘平之后，以桔梗开之也。

【阴阖咽痛治法第三一〇】

少阴病，咽中伤，生疮，不能语言，声不出者，苦酒汤主之。

［讲］ 问曰：少阴病咽中伤，生疮，不能语言，声不出者，何以用

苦酒汤？

答曰：咽中伤，破烂也；生疮，营壅也；不能语言，声不出者。厥阴之气上逆，故以酸敛之。

[义]　此言阴阖咽痛之治法也。此为君火下降灼木，木郁上逆，咽痛声失；肝木生君火，肺金受伤，故不能语言也。

【阴枢咽痛治法第三一一】

少阴病，咽中痛，半夏散及汤主之。

[讲]　问曰：此法咽痛，何以用半夏散及汤？

答曰：上言咽痛有二三日，喻言在表也，在表故以肺药治之；此法但咽痛，咽痛在本经，故以半夏散及汤也。

[义]　此言阴枢咽痛之治法也。

[按]　少阴水火错杂，郁蒸于上焦，咽喉为之不利，治以半夏散，以夏纳水，以桂升阳，以甘和中也。然以上三法，皆言咽痛，而略于症详于治，观其方即知其痛在何经也，用者当慎之。

　辨厥阴病脉证

厥病下利上呕例第二十一
五脏利脉生死章第四十五

【肝木作利法第三六三】

下利，脉沉弦者，下重也；脉大者，为未止；脉微弱数者，为欲自止，虽发热不死。

[讲]　问曰：下利脉沉弦者，下重，何以脉大者为未止？脉微弱数者为欲自止，虽发热不死？

答曰：下利，脉沉弦，肝脉动也，肝气下泄，利而后重；脉大者，邪盛正强，故病为未止也；脉微弱数，邪退阳胜，故虽发热不死。

[义]　此言肝木作利之法也。

[按]　肝主血，血降则便血，气降则后重，其气盛则脉大而利亦甚

也。故脉微弱则气衰，其利亦轻也。此实症有实脉应如是也。

【肾水作利法第三六四】

下利，脉沉而迟，其人面少赤，身有微热，下利清谷者，必郁冒汗出而解，病人必微厥。所以然者，其面戴阳①，下虚故也。

［讲］ 问曰：下利脉沉而迟，其人面少赤，身有微热，下利清谷者，必郁冒汗出而解，病人必微厥。所以然者，其面戴阳，下虚故也。何谓？

答曰：下利脉沉而迟，肾水为病也；其人面少赤，心火为病也。身有微热，阳在外也；下利清，阴在内也。郁冒，阴格也；微厥，阳亡也。其火在上，而下必寒也。

［义］ 此言肾水作利之法也。

［按］ 少阴之肾水胜心火，则孤阳上浮，亡阳症也。然面虽有热，非真热也，假热也，一派阳虚脉症，非四逆无以救之也。

【心火作利法第三六五】

下利，脉数而渴者，今自愈。设不瘥，必清脓血，以有热故也。

［讲］ 问曰：下利，脉数而渴者，何以今自愈？设不瘥，何以必清脓血？

答曰：下利脉数而渴，邪从心火化也，故自愈。设不瘥，必清脓血，心火协热作利也。

［义］ 此言心火作利之法也。

［按］ 下利忽而口渴，下利阴症也，渴阳症也，阴能化阳，其利必止。不止必便脓血也。

【脾土作利法第三六六】

下利后脉绝，手足厥冷，晬②时脉还，手足温者生，脉不还者死。

---

① 戴阳：虚阳上浮而现面部两颧潮红。
② 晬：一昼夜。

［讲］　问曰：下利后脉绝，手足厥冷，晬时脉还，何以手足温者生，脉不还者死？

答曰：下利脉绝，手足厥冷，脾阳亡而不运化也。若晬时脉还，手足温者，脾阳已回，故生也；脉不还者，脾阳已绝，故死也。

［义］　此言脾土作利之法也。

［按］　脾为中州，脉之行止全仗脾阳之土气。若下利脉绝，脾阳已陷，死症也。若以四逆救之而能阳回脉出者，可庆勿药也。

【肺金作利法第三六七】

伤寒下利，日十余行，脉反实者死。

［讲］　问曰：伤寒下利，日十余行，何以脉反实者死？

答曰：伤寒，邪在皮肤也。皮肤伤邪，肺经受病，下利日十余行，脉当虚。反实者，肺气暴出，故死也。

［义］　此言肺金作利之法也。

［按］　肺为五脏之华盖，其邪气当上升而不宜下降，降则为内脱，所以伤寒下利，病症危险也。若因利而邪陷，变为死症也。

《伤寒方讲义》评述

讲义中包识生对《伤寒论》经典方进行了精辟阐述。认为，"仲景《伤寒论》一百十有二方，其药味只八十八种，最常用者，不过十分之二三。治疗各证，不以本草主治为范围，而以《内经》辛甘发散为阳，酸苦涌泄为阴；阴味出下窍，阳味出上窍；味厚者为阴，薄为阴之阳，气厚者为阳，薄为阳之阴；味厚则泄，薄则通；气薄则发泄，厚则发热；壮火之气衰，少火之气壮；壮火食气，气食少火，壮火散气，少火生气。寥寥百数十字，包含诸方之效能，合以本草温平寒热四气作用及气血脏腑攻补升降各主药，错综变化，可统治百病"。

讲义列举《伤寒论》88味主药的主治、配伍应用。以阴阳、表里、

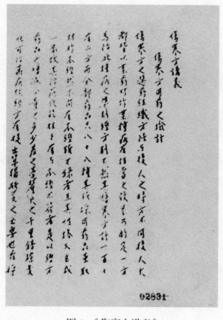

图 7 《伤寒方讲义》

寒热、虚实八纲原则归纳了《伤寒论》主方 16 个（阴阳主方 2 首、表里主方 8 首、寒热主方 4 首、虚实主方 2 首），认为伤寒"病证多端，治法不一，揆其诀要，莫不以此八字为纲领"。并根据经方组方特点，归纳出单方 18 首、偶方 14 首、复方 10 首、合方 4 首，以及主方加减类方若干，对《伤寒论》120 首方剂进行了分类归纳，以便于学者理解及临床实用。通篇讲义体现了包识生遵经方、守经方，不泥经方的学术风格（图 7）。

《伤寒方讲义》辑录

第二章 【伤寒方之主药】

　　《伤寒论》一百十有二方，其药味只八十八种，最常用者，不过十分之二三。治疗各证，不以本草主治为范围，而以《内经》辛甘发散为阳，酸苦涌泄为阴；阴味出下窍，阳味出上窍；味厚者为阴，薄为阴之阳，气厚者为阳，薄为阳之阴；味厚则泄，薄则通；气薄则发泄，厚则发热；壮火之气衰，少火之气壮；壮火食气，气食少火，壮火散气，少火生气。寥寥百数十字，包含诸方之效能，合以本草温平寒热四气作用及气血脏腑攻补升降各主药，错综变化，可统治百病。若以本草之主治，证之经方，则不啻张冠李戴，风马牛不相及矣。故医者当知经方自有经方之妙用，散见于《伤寒杂病论》之间，万不可以本草之主治，强合经方之主治也。

观上所表，各药之性，极其简单，且每一主治，药味有二，亦有数药单用者，如甘草缓中和百药，桂枝之扶阳益卫，芍药之敛阴调营，合而用之，为调营益卫，且为众方之主脑。人参之养阴生津，肉桂之回阳补火，麻黄、细辛之发汗，大黄、芒硝之通大便，猪苓、泽泻、滑石、木通之利小便，瓜蒂、豆豉之取吐，柴胡、蜀漆之和解，生姜、大枣、川椒、饴糖之温中，半夏、吴萸之降逆，龙骨、牡蛎之潜阳，阿胶、鸡子黄之养血，厚朴、枳实之破气，虻虫、水蛭、桃仁之攻血，甘遂、大戟、莞花、芫花、商陆、海藻之攻水，附子、干姜之驱寒，黄芩、黄连之泻火，茯苓、白术之制水，竹叶、石膏之清热，茵陈、梓皮、薏仁、赤豆之除湿，蜜糖、猪肤之润燥，知母、黄柏之滋水，天冬、麦冬、玉竹、粳米之生津，当归、熟地之补血，赤石脂、禹余粮之固涩，五味子、乌梅、苦酒之收敛，瓜蒌实、火麻仁之润肠，杏仁、葶苈子之泻肺，连翘、栀子之清三焦热，白头翁、秦皮之泻肝热，葛根、花粉之清肌热，桔梗、贝母之开肺气，旋覆花、代赭石之平肝气，葱白、薤白之通阳，猪胆、人尿之潜阴，铅丹之镇，巴豆之通，升麻之和，文蛤之发汗，裈裆之利尿是也。何等简切，然而配合成方，则千变万化矣。上者能使之下，内者能使之外，或数味共一方，或一味而数用，治病之功效灵而且速。伤寒杂病之方，皆以此等药为基础，神乎其神，非圣人谁能若是也。

第三章 【主方】

伤寒，病在六经之营卫表里，故其方以阴阳汗下为主体，变化莫测，虽药同而分量异者，有差之毫厘、失之千里之虑。杂病，病在脏腑寒热之虚实，故其方以温凉攻补为主体也，各方有各方之专长，各药有各药之效用，不能假借者也。方以伤寒为主，杂病副之，故杂病每引用伤寒之方，伤寒则无须杂病之方辅佐也。

芍药甘草汤　桂枝甘草汤

桂枝汤　柴胡汤　麻黄汤　越婢汤　承气汤　抵挡汤　陷胸汤　泻心汤

四逆汤　理中汤　真武汤　白虎汤

五苓散　栀子豉汤

伤寒之主方，概别之为十六种，其宗旨以"阴阳、表里、寒热、虚实"八字定之。夫病证多端，治法不一，揆其诀要，莫不以此八字为纲领。

[按] 芍药甘草、桂枝甘草，阴阳之主方也；桂枝、柴胡、麻黄、越婢、承气、抵挡、陷胸、泻心，表里之主方也；四逆、理中、真武、白虎，寒热之主方也；五苓、栀子豉，虚实之主方也。推而广之，阴阳中有寒热表里虚实，表里中有阴阳寒热虚实，寒热中有阴阳表里虚实，虚实中有阴阳表里寒热也。千变万化，不离此"阴阳、表里、寒热、虚实"八字。医者能成竹在胸，则统治万病之道，如斯而已矣。

[又按] 芍药甘草汤阴虚养阴之方也，桂枝甘草汤阳虚扶阳之方也；桂枝汤调营卫之虚实，柴胡汤和气血之实热；麻黄汤表实散寒之方也，越婢汤表实清热之方也；承气汤阳气实破气之方也，抵挡汤阴血实破血之方也；陷胸汤为攻寒水之良方，泻心汤为泻热火之妙药；四逆治里寒之实，理中治里寒之虚；真武治表热之虚，白虎治表热之实；五苓散宣三焦之阳实，栀子豉清三焦之阴虚。此又为"阴阳表里寒热虚实"之变化者也。更有变不尽变，化不胜化，则在医者聪慧博学也。

【单方】

谚云："单方一味，气煞名医。"诚哉！单方治病之灵且速也。

[按] 上古时代，概以单方治病，其后医术日进，药味日增。汉唐以迄明清，药味之日增也班班可考。今之西医，犹在单方时代，合方甚鲜也，观其每治一病，药瓶纸盒，累累几案间，竟有多至十余种药味者，较之中医时代，当在秦汉间也。故西医治单纯证，往往有特效之处，与中医之单方效力等。然六经之寒热病，非单纯之方可治，试观经方之配合，其理便明了也。

[甲]

● 甘草汤　　甘草

● 文蛤散　　文蛤

● 烧裈散　　烧裈

● 一物瓜蒂散　　瓜蒂

- 皂荚散　　皂荚
- 诃黎勒散　　诃黎勒
- 鸡屎白散　　鸡屎白
- 红蓝花酒　　红蓝花
- 蜜煎导方　　蜜
- 猪胆汁方　　猪胆汁

[乙]

- 甘草干姜汤　　干姜　甘草
- 芍药甘草汤　　芍药　甘草
- 桂枝甘草汤　　桂枝　甘草
- 大黄甘草汤　　大黄　甘草
- 甘草麻黄汤　　麻黄　甘草
- 藜芦甘草汤　　藜芦　甘草
- 桔梗汤　　桔梗　甘草
- 紫参汤　　紫参　甘草

经方中内服单方凡八，外用凡二，皆一味也。且不用甘草、枣、蜜等和缓其性，单刀直入，功力尤胜。如甘草之敛阴润燥，文蛤之通阳发汗，烧裈之利尿，瓜蒂之清暑取吐，皂荚之化痰，诃黎勒之固塞，鸡屎白之疏肝，红蓝花之活血。以单纯之药，治单纯之病者也。至蜜煎导、猪胆汁二方，则外用通大便之方也，因液涸体虚不能攻，故用外导之法也。

乙种八方，伤寒杂病各四，亦单方也。甘草不过和味而已，与西药加糖浆同一意义，又与饮食时加糖盐配味一样。

[按]　伤寒诸方与杂病有异，杂病见病治病，用甘草者不多，伤寒则有阴阳变化，多有甘草加入也。如甘草、干姜之回阳，芍药、甘草之救阴，桂枝、甘草之扶阳，大黄、甘草之泻火，甘草、麻黄之发汗，藜芦、甘草之吐痰，桔梗、甘草之宣肺气，紫参、甘草之清肺血也。虽各方皆有甘草，不以甘草治病，而以各药主治为君，且各方之配合，又多以此种单方为主药也。

[偶方]

- 四逆汤　　干姜　甘草　附子

包识生讲义

- 调胃承气汤　　大黄　甘草　芒硝
- 芍药甘草附子汤　　芍药　甘草　附子
- 栀子甘草淡豆豉汤　　栀子　甘草　淡豆豉
- 半夏散及汤　　半夏　甘草　桂枝
- 麻黄附子甘草汤　　麻黄　甘草　附子
- 杏子汤　　麻黄　甘草　杏子
- 甘草粉蜜汤　　白粉　甘草　白蜜
- 甘麦大枣汤　　小麦　甘草　大枣
- 赤石脂禹余粮汤　　赤石脂　禹余粮
- 瓜蒂散　　甜瓜蒂　赤小豆
- 苦酒汤　　生半夏　苦酒
- 猪肤汤　　猪肤　蜜　白粉
- 桃花汤　　赤石脂　粳米　干姜

上列凡十四方，皆所谓偶方也，或一方一性，或一方二性，得甘草之缓和，则二药之功力，不致各走极端，合成一气，无先后缓急之弊。如军旅之有司令，或合力攻邪，或分头击敌，战无不胜，病无不治矣。

如四逆之驱寒，内外之阳回矣；调胃之泻热，内外之阴复矣。芍药甘草附子，扶阳又救阴；栀子甘草淡豉，清热又催吐；半夏散及汤，升阳兼破水。麻黄附子甘草之温阳扶正、发汗驱邪，杏子汤之发汗消肿，甘草粉蜜之杀虫止痛，甘麦大枣之培土生金而润肺。药虽一二味，功力却不逊也。

［按］　赤石脂禹余粮汤、瓜蒂散、苦酒汤三方，不用甘草之偶方也，或二味同功，或二味异治。至猪肤汤、桃花汤虽不用甘草之缓和，而换以蜜米，其理亦犹甘草耳。

第六章 【复方】

- 桂枝汤　　桂枝　生姜　甘草　大枣　芍药
- 越婢汤　　麻黄　生姜　甘草　大枣　石膏
- 真武汤　　附子　生姜　白术　茯苓　芍药
- 小青龙汤　　麻黄　细辛　桂枝　干姜　甘草　半夏　芍药　五味

● 麻黄连轺赤小豆汤　　麻黄　杏仁　连翘　生姜　甘草　大枣　赤豆　梓皮

● 小柴胡汤　　柴胡　黄芩　生姜　甘草　大枣　人参　半夏

● 大承气汤　　大黄　川朴　枳实　芒硝

● 大陷胸丸　　甘遂　大黄　葶苈　杏仁　芒硝　白蜜

● 乌梅丸　　当归　乌梅　细辛　黄连　黄柏　蜀椒　桂枝　附子　干姜　人参

● 麻黄升麻汤　　麻黄　升麻　桂枝　甘草　芍药　黄芩　玉竹　知母　石膏　天冬　当归　茯苓　白术　干姜

奇方、偶方之外又有复方。奇方单味也，偶方双味也，复方多味也。然药虽多味，而其方药同一功效者，亦可称单方。药虽多味而其方药只二种功效者，亦可称偶方也。又药虽二三味，而其功效有二三功效者，亦复方之类也。

〔按〕　复方不论药味有多少，必具有三种以上之功效者，方可称为复方也。但伤寒之复方少，杂病之复方多。上例十方，略举大概而已，不过吾人欲明了配方之法耳。

〔又按〕　杂病之复方甚多，今不多论，能明白乌梅丸、麻黄升麻二方之意义，则杂病之制方大概然也。

桂枝汤药虽五味，功力在桂、芍二味也。以桂枝、甘草之辛甘益卫，芍药、甘草之苦甘调营，大枣、生姜不过引药出表，为太阳头项皮肤之主药耳。越婢适得其反，除桂、芍而换麻、膏，桂之扶阳者而变为石膏之清阳矣，芍药之调营者而变为麻黄之攻营矣，虚变实，补变攻，至于生姜、大枣仍是出表也。故越婢治湿治水，与桂枝治热治汗立于反对地位也。

〔按〕　桂枝名阳旦，是童子也。越婢童女也，婢而曰越，是不甘雌伏而作雄飞，对外服务，治表上湿病水肿之功，他方力莫与京①矣。先师制方，诸多类是，深奥难测也。

真武、青龙，水神也。赤地千里，草木焦枯，必藉青龙之腾云致

---

① 京：大，盛。

雨，而得春回甘露。洪水横流，泛滥中国，必假真武之左龟右蛇，而使海不扬波。夫寒水之内藏也，表实无汗，故青龙能发汗；寒水之外溢也，表虚多汗，故真武能止汗也。然真武之制方，亦犹桂枝之意，不过升降各异耳。桂枝芍药功在营卫，能驱由表内侵之邪风；附子芍药功在阴阳，能纳由里外逃之正气。桂枝有生姜、大枣之温中助汗以驱邪；真武有生姜、苓、术之培土制水以安正。桂枝之用草，欲其甘味合化之机；真武不用草，取其淡味宣通之机也。小青龙治脏腑之寒水，与大青龙之驱壳之寒水者有别，故其制方不走表而走里，故不用生姜、大枣之太阳主药，而用酸苦为阴之芍、味也。复用桂、甘之佐卫，芍、甘之扶营，干姜之驱寒，半夏之降水。再以麻黄、细辛散表里之邪水，得芍药、五味之敛阴，则其药内降，而可治胸腹之饮水，寒邪从小便而出也。是则真武、小青龙同治寒水之证，从里而解，但其一虚一实大相径庭矣。

麻黄连轺赤小豆汤治表上之湿热者也，故用生姜、大枣之皮肤主药，复用麻、杏宣肺气而利水道，而邪从汗、尿而出。更有梓白皮、赤小豆之除湿，但湿已挟热，有连轺之清三焦，始面面俱到，完成一方也，

柴胡有大小，半表里病之有从表从里解也。小柴可使枢邪从表而解，不汗而能汗之方也；大柴可使枢邪从里而解，非下而可下之方也，不过参、草换枳、芍而已。二方俱用姜、枣者，枢邪之往寒，当以外散；二方俱用柴、苓者，枢邪之来热，必以内消也。木郁作呕逆，有半夏之降逆舒郁。一则用人参之救阴养营，甘草之甘缓培土，增重辛甘化阳之力，使内侵之邪仍从外转；一则用枳实之泻阳破卫，芍药之苦泄疏木，增重苦甘化阴之功，使内侵之邪，当从里解也。且炎炎相火，最易伤阴，所以二方之参、芍不能不未雨绸缪也。

承气、陷胸、抵挡、泻心四方，皆里证之方剂也。四方皆同一制法，论二则知其四，论此必兼其彼。承气气病也，抵挡血病也，陷胸水病也，泻心火病也。气血水火俱结在里，里病又当从里解，故以通大便为主，所以大黄、芒硝皆必用之药也。惟泻心则少用或可不用，何也？因心火内结之泻心证，多大便溏薄也，故六泻心中只三用之而已。

[按]　承气，气病也，配以厚朴、枳实；抵挡，血病也，配以虻

虫、水蛭；陷胸，水病也，配以甘遂、半夏、葶苈、杏仁；泻心，火病也，专以黄芩、黄连为主，而可见证加减。或加姜、加附、加夏、加草、加大黄，故又有五泻心也。

乌梅丸，厥阴肝脏专主之方也。厥阴为绝阴之地，中含少阳，母子相连，互相利害，故厥阴方多寒热互用，职是故耳。已用附子、干姜、蜀椒之热，复用黄连、黄柏之寒，热，厥阴所欲也；寒，少阳所喜也。更用桂枝之升阳益卫，人参之纳阴扶营，有细辛之驱风，有乌梅之敛气，当归引药入肝，则阴者阴、阳者阳、散者散、收者收、热者热、寒者寒，而木火之气血调矣，火藏矣，风平矣。

麻黄升麻汤，治厥阴血分伤寒之方也，方以麻名，发汗可知矣。其证多端，故其药亦驳杂。法类麻黄则缺杏，方似桂枝则除枣，药如白虎又无粳，汤若理中又少参。是则假麻黄之发汗驱邪，桂枝之调营和卫，白虎之清热生津，理中之驱寒培土。而木邪之升降出入，错乱不明者，全靠四方之发汗也、止利也、清热也、温厥也。更加当归之引药入经，升麻之透邪外出，黄芩之泻火凉血，竹、冬之滋水生津，茯苓之制水利尿也，则血分清、寒邪罢，而上吐下利、出热入厥诸疾悉愈也。

[按] 以上十方，略举伤寒方之大概而已。至若详细之解剖，当参合他章。医者能一隅三反，以此为法则，则伤寒杂病诸方，亦不过如斯而已矣。

第七章 【合方】

● 桂枝麻黄各半汤

● 桂枝二麻黄一汤

● 桂枝二越婢一汤

● 桂枝去桂加茯苓白术汤

● 大青龙汤

● 柴胡桂枝汤

● 厚朴七物汤

● 桂甘姜枣麻辛附子汤

病有并病、方有合方，乃事有必至、理有固然者也。伤寒合方，虽寥寥五六种，然推而广之，一百十有二方，无不可合者也。

　　[按]　合方治并病者也，加减方治兼病者也。有名合而药不合者，如葛根黄芩黄连汤等是也；有名不合而药实合者，如大青龙汤等是也；更有全方俱合者，如桂枝麻黄各半汤是也；有不全方合者，如桂枝去桂加苓术等是也。有各半合者、二分一分合者，变而通之，九一、八二、三七、四六俱可合也，视其病之轻重而已。桂枝麻黄各半汤、柴胡桂枝各半汤，邪正虚实平均之方也；桂二麻一、桂二婢一，虚多实少之方也；厚朴七物汤，里实表虚之方也；桂甘姜枣麻辛附子汤，表实里虚[①]之方也；桂枝去桂加苓术，表里俱虚之轻方也，故桂枝更去桂，真武更去附，虚而又虚、轻而更轻之方也。大青龙营卫俱实之重方也，故越婢犹嫌不足，再加麻黄，实而又实、重而更重之方也。医者能知合方之精义，一隅三反，变化措施，病无不治矣。

第八章　【加减方】

第一节　芍药甘草汤

● **芍药甘草汤**　　芍药　甘草

● **芍药甘草附子汤**　　附子　芍药　甘草

● **黄芩汤**　　黄芩　芍药　甘草　大枣

● **四逆汤**　　枳实　芍药　甘草　柴胡

● **甘遂半夏汤**　　甘遂　芍药　甘草　半夏

　　[附]　用芍诸方

桂枝汤　桂枝加葛根汤　桂枝加附子汤　桂枝麻黄各半汤　桂枝二麻黄一汤　桂枝二越婢一汤　桂枝去桂加茯苓白术汤　葛根汤　葛根加半夏汤　小青龙汤　桂枝加厚朴杏仁汤　新加汤　真武汤　小柴胡汤加芍药　小建中汤　大柴胡汤　桂枝加桂汤　柴胡桂枝各半汤　黄芩加半夏生姜汤　麻仁丸　桂枝加芍药汤　桂枝加大黄汤　黄连阿胶汤　附子汤　通脉四逆汤加芍药　当归四逆汤　当归四逆加吴姜汤　麻黄升麻汤　瓜蒌桂枝汤　鳖甲煎丸　桂枝芍药知母汤　黄芪桂枝五物汤　桂枝

---

① 表实里虚：原文为"表虚里实"，据上下文义及方剂组成改。

龙骨牡蛎汤 黄芪建中汤 薯蓣丸 大黄䗪虫丸 小青龙加石膏汤 奔豚汤 乌头桂枝汤 芪芍桂酒汤 桂枝加黄芪汤 王不留行散 排脓汤 桂枝茯苓丸 胶艾汤 当归芍药散 当归散 枳实芍药散 温经汤 土瓜根散

芍药甘草汤，苦甘化阴之方也。所谓化阴者，即生寒药也，寒生则阴足。血也、水也、脏也、下降也，皆所谓阴，莫不以此方为主方也。又此方为治发汗伤阴、阴虚救阴之方，加附子，名为芍药甘草附子汤，治发汗伤太阳之表气，反恶寒者，阴阳俱伤之方也；加黄芩、大枣，名黄芩汤，治邪伤少阳，相火协热下利，泻火之方也；加枳实、柴胡，名四逆散，治少阴枢邪热利，清热之方也；加甘遂、半夏，名甘遂半夏汤，治杂病留饮下利，破饮之方也。

观上五方，皆以化阴为主，救阴也、清血也、泻火也，皆藉芍药之力，化阴之功，故能下降入里也。《经》曰："酸苦涌泄为阴。"又曰："阴味出下窍。""味厚为阴。""味厚则泄。"即此义也。更有其他方药用芍药者，亦同此义，如桂枝汤用芍调营也，去芍欲其出表，不欲下降入阴也；加芍欲其下降入阴，治太阴腹痛下利也；新加汤加芍，救阴也；小青龙用芍，欲其走里之力大也；真武汤用芍，入阴经水脏也；又下利去芍，阴寒盛也；小建中加芍，补血也；小柴胡腹痛加芍，入太阴也；大柴胡用芍，欲其下降发泄也；救逆汤去芍，上升救表阳也；桂枝附子去芍，治标湿也；麻仁丸用芍，下降发泄也；附子汤用芍，入水脏养阴也；当归四逆麻黄升麻用芍，欲其入血分厥阴也，其他用芍莫不如是。由是观之，仲师用芍之义了若指掌矣。

《杂病论讲义》评述

讲义共分二十二篇，各篇又复分章节进行阐释，如将第一篇"脏腑经络先后病脉证"分为"杂病治法总论""望色""闻声""切脉""问证""治法"等六章，其中除"望色""问证"外，各章再另分小节，使

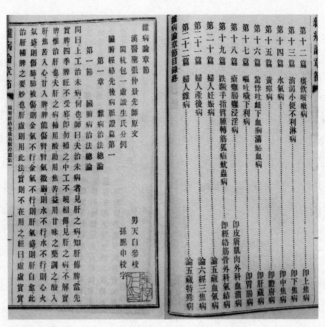

图8 《杂病论讲义》

得整篇讲义条理清晰，一目了然。每篇开头均以简洁的语句概括出该篇主旨，每段原文后以"按语"来阐述个人观点，同时其还引用了一些经典原文内容，包括《内经》《难经》等。作者在编写时以传统中医理论为主体，但也加入了一些近代西方医学的内容，如"细胞""神经"等概念（图8）。

《杂病论讲义》辑录

脏腑经络先后病脉证篇第一

此篇凡六章总论杂病之大旨。病理、病因、病色、病声、病脉、病证、病之治法皆备，虽不能包括无遗而能穷其奥妙，合观经义，用之有不能尽者矣。故先师曰：脏腑经络先后病，脏腑指内而言，经络指外而言也，先后指传经病之治法先后而言也。

第一章 杂病治法总论

第一节 脏腑病治法总论

问曰：上工治未病何也？师曰：治未病者，见肝之病知肝传脾，当先实脾。四季脾旺不受邪，即勿补之。中工不晓相传，见肝之病不解实脾，惟治肝也。夫肝之病，补用酸，助用焦苦，益用甘味之药调之。酸入肝，焦苦入心，甘入脾，脾能伤肾，肾气微弱，则水不行，水不行则心火气盛，则伤肺，肺被伤则金气不行，金气不行则肝气盛，则肝自愈。此治肝补脾之要妙也。肝虚则用此法，实则不在用之。《经》曰：虚虚实实，补不足损有余是其义也，余脏准此。

[拨] 此章先师引《内》《难》二经之义，作脏腑治法之总纲。以温凉攻补之内服药治寒热虚实之脏腑病为主脑。盖传经之病当审其生传克传。数千年圣圣相传之奥旨，久而不替毋敢亵视者，实有莫大之灵验也。

"四气调神论"曰：圣人不治已病治未病，不治已乱治未乱。夫病已成而后药之，乱已成而后治之，譬犹渴而穿井，斗而铸兵，不亦晚乎？

"阴阳应象大论"曰：邪风之至，疾如风雨，故善治者治皮毛，其次治肌肤，其次治筋脉，其次治六腑，其次治五脏，治五脏者半死半生也。

"七十七难"曰：《经》言"上工治未病，中工治已病"何谓也？然所谓治未病者，见肝之病则知肝当传之于脾，故先实其脾气，无令得受肝之邪，故曰"治未病"焉；中工者，见肝之病不晓相传，但一心治肝，故曰"治已病"也。

"八十一难"曰：《经》言：无实实，无虚虚，损不足而益有余，是寸口脉也。将病自有虚实也，其损益奈何？然非谓寸口脉也。谓病自有虚实也，假令肝实而肺虚，肝者木也，肺者金也，金木当更相平，当知金木平；假令肺实而肝虚微少气，用针不补其肝而反重实其肺，故曰：实实虚虚，损不足而益有余。此者中工之所害也。

观夫列圣经文，治杂病总以"治未病"为主旨，但此对平证、虚证而言也。若实证则又不尽然。故列圣文又有"急则治标"之论。

[又拨] 此论出自《内经》，而景、扁二圣各为发挥。《难经》则言：肝与脾之大义，此论则肝病实脾之外，且推及肝虚，纵不能克土传

脾，亦当实脾治水，益火伤金，去肝之贼也。若肝实而肺虚，金虽不能治肝，然肝太盛亦能传肺。故曰金木当更相平。此又与伤寒一百十法、一百十一法之义同一理也。古人做书前人已言者，后人不复续赘。故二圣之论当合观之，则其法备也。

第二节　经络病治法总论

夫人禀五常，因风气而生长。风气虽能生万物，亦能害万物。如水能浮舟，亦能覆舟。若五脏元真通畅，人即安和。客气邪风中人多死。千般疢难不越三条：一者，经络受邪入脏腑，为内所因也；二者，四肢九窍血脉相传，壅塞不通，为外皮肤所中也；三者，房事、金刃、虫兽所伤。以此详之，病由都尽。若人能养慎，不令邪风干忤，经络适中，经络未流传脏腑即医治之，四肢才觉重滞即导引、吐纳、针灸、膏摩，勿令九窍闭塞。更能无犯王法，禽兽、灾伤、房室勿令竭乏，服食节其冷热苦酸辛甘，不遗形体有衰，病则无由入其腠理。腠者，是三焦通会真元之处；理者，是皮肤、脏腑之文理也。

[按]　先师论驱壳致病，三因有内因、外因、内外因，其病由诚都尽矣。然治法不以内服而以外治之导引、吐纳、针灸、膏摩为主，合上节观之，脏腑病当内服药饵，驱壳病当以外治明矣，下段复论卫生之道、修身之道，使人内无七情之疾，外无六淫之灾，节食戒色，保养其天真，何病之有也？其以"腠理"二字包括人体生理之深义，所谓三焦通会元真之处为腠者，三焦人身上中下三部也，元真脏腑之精神也。腠即肌肉之纤维也；理者文理也，细胞组织分界之处也。"腠理"二字合而言之，即今之细胞之谓也。细胞内含神经，故能通脏腑之元真也。

《杂病方讲义》评述

讲义分总论与方义两章，前者又分"痉湿暍病方""百合狐惑阴阳毒病方"等二十一节，共一百四十三方，习读时亦可与《伤寒方讲义》互为补充。各方解释详尽，加之作者个人之学术经验，可谓杂病之良方。包氏的杂病教材以其鲜明的观点与详尽的阐述，成为近代"杂病"一科中不可多得的经典之作。

《杂病方讲义》辑录

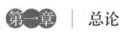 | 总论

《伤寒论》以六经立论，主以汗吐下和，故一百十二方统摄于阴阳、表里、寒热、虚实之十六种。《杂病论》则以五脏立论，主以温清攻补，故一百四十三方散见于躯壳、脏腑、气血、内外之二十二篇。各症各治，各有各能，不能与《伤寒》并论者，职是故也。细察经义，仲师是先作《伤寒》，后作《杂病》，所以《杂病》多引用《伤寒》之方，《伤寒》则不引用《杂病》之方也。按其制方之法，《伤寒》方中既详且尽，《杂病》方中再不能葫芦依样重演一遍，所以此编之著述，不能不别开生面也。今分总论、方义二章，以尽其义。读者仍当与《伤寒方讲义》互相观摩者也。

第一节　痉湿暍病方

【痉方】

● 瓜蒌桂枝汤　　瓜蒌根　桂枝　生姜　甘草　大枣　白芍
● 葛根汤　　葛根　桂枝　生姜　甘草　大枣　白芍　麻黄
● 大承气汤　　大黄　川朴　枳实　芒硝

【湿方】

● 麻黄加术汤　　白术　麻黄　桂枝　甘草　杏仁
● 麻杏薏甘汤　　麻黄　杏仁　薏苡　甘草
● 防己黄芪汤　　防己　黄芪　白术　甘草　生姜
● 桂枝附子汤　　附子　桂枝　生姜　甘草　大枣

包识生讲义

● 桂枝附子去桂加术汤　　附子　白术　生姜　甘草　大枣
● 甘草附子汤　　附子　桂枝　白术　甘草

【暍方】
● 白虎汤　　石膏　粳米　知母　甘草
● 一物瓜蒂汤　　瓜蒂

此章凡十一方，除引用《伤寒》六方外，《杂病》正方只五方，可别为三类。

《伤寒》以桂枝汤为首方，《杂病》亦以桂枝汤为首方，是表明人体疾病总以营卫、虚实为主，与麻黄加术汤作营卫虚实之对偶者也。

[按]　桂枝加瓜蒌根，是以辛温扶阳之方加苦寒清热之药；麻黄加术汤是以苦温攻阳之品加甘温培土之剂者也。此乃先师暗示制方之法，补《伤寒》未尽之义。吾人当体先师言外之意，温清攻补，当用即用，不必顾虑。更不可固执俗见，温补之方不可加寒攻之药，总以见症加减为宜。圣经可据，断不欺人也。虽二方只加一味，当知三味五味，亦何尝不可加减耶？由是观之，桂枝加减之义，面面俱到，如阳明之葛、蒌，少阳之龙、牡，太阴之芍、黄，少阴之参、附，厥阴之归，太阳之桂，在予吾人以模范者也。桂枝如是，麻黄何独不然？故《杂病》篇首特以桂枝加蒌根、麻黄加白术作诸方之榜样也。

桂枝麻黄之加减既如上述，此外更有桂麻之变方焉，即麻杏薏甘汤与防己黄芪汤作营卫中湿虚实之对偶也。一从麻法，一从桂方；一治寒湿伤营，身痛发热日晡聚，一治风湿伤卫，身重脉浮及恶风；一为营血之不利，一为卫气之不宜；一以麻黄去桂枝加薏苡，一以桂枝去桂芍加己芪。并变更桂麻煎汤之重剂，而为锉散之轻剂，以符治风湿用微微似欲汗出之法也。

一物瓜蒂汤，解见方义。

[按]　以上五方虽分治痉、湿、暍三症，然而发汗攻邪之性则五方又大同小异，故先师合为一篇，使其皮肤肌肉筋骨之邪或从外解，或从里解，总以发汗利小便为主，吾人能择善用之，借治邪同症异之病，亦必捷于桴鼓也。

痉湿暍为《杂病》首篇，先师引《伤寒》之寒热病，而转《杂病》之无寒热病，是承上启下之意。故是篇各症或有寒热、或无寒热，不一定也。

[按] 治痉之方虽只三种，在表者，虚则用瓜蒌桂枝，实则用葛根；在里者，实则用大承，虚则当用四逆矣。

观此立方，痉厥之病症同而经异。在阳经则称曰痉，在阴经则称曰厥。然阴经之厥，伤寒已论其详。此篇之痉，即阳经痉病之症治也。故先师立方，皆阳经方剂之立法而已。吾人须知桂、葛之外，仍有青龙、真武，大承之外，仍有抵当、四逆也。

[又按] 中医之所谓痉厥，即西医之所谓脑膜炎及脑脊髓炎。寒热症之极重者，皆能转为是症也。处方之法总以表里、寒热、虚实为断。近年吾中医之治痉，有寒热者，大都可治。其一种真正脑膜炎及梅毒性脑脊髓炎，则获效者百不一二也。

治湿之方凡六种，本篇三方外，又引《伤寒》三方。观其大意，即用桂麻二方之变化而成。君以术、附，佐以防己、薏苡，更以术为必用之品。湿当表解者，用麻黄加术、桂枝附子；湿当里解者，用麻杏薏甘、防己黄芪、白术附子、甘草附子也。

治暍只有二方，即白虎加参及瓜蒂是也。白虎治暑，《伤寒》已论其详。瓜蒂治暑，有宣通皮肤之义，或取吐得汗而解也。

恽铁樵函授讲义

《脉学讲义》　《伤寒论讲义》

医家生平

恽铁樵（1878—1935年），名树珏，别号黄山民、冷风、血涵、药盦、焦木，江苏武进夏墅南街人。近代上海中西医汇通派大家（图9）。13岁就读于族中私塾，16岁中秀才，19岁与孟河丁氏女结婚。孟河当地风尚，凡子弟读毕四书五经，辄令诵读医书。他少时曾读《医学三字经》及《素问》等医籍，20岁读完科举经典，已粗涉医道；25岁考入上海南洋公学，1906年毕业后赴湖南长沙任教，后返回上海浦东中学任教。教学之余，恽氏开始了他的文学生涯。1911年任商务印书馆编译员，次年主编《小说月报》。

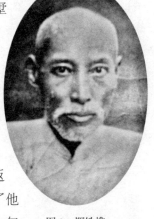

图9 恽铁樵

恽氏家世知医，中年因几个子女不幸因病夭折，遂发奋习医、钻研医术，并拜师当时上海名医、伤寒名家汪莲石门下，常与姻亲丁甘仁切磋医学。恽氏潜心于《内经》《伤寒论》等中医经典的研究。后因成功挽治儿子伤寒危证及以一剂四逆汤救治阴证伤寒危象而得医名。1920年弃文从医，正式挂牌悬壶。

1925年恽铁樵创立了铁樵函授中医学校，是民国时期上海地区第一所中医函授教育机构。受其业者不仅遍及神州，甚至远及海外，函授学校先后培养中医人才上千人。成为民国时期影响最大的一所中医函授学

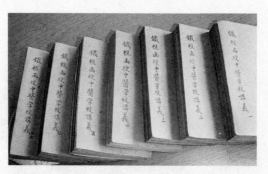

图 10 《铁樵函授中医学校讲义》

校，为中医学术的传承与发扬做出了贡献。

作为铁樵函授中医学校的创办人的恽铁樵，陆续编写了《内经讲义》《伤寒讲义》《金匮辑义》《杂病讲义》《温病》《新生理》《脉学》《药物学》《药盦医案》《妇科大略》《幼科》《医家常识》《问答汇编》等二十余种函授教材（图 10）。现存该校函授教材《铁樵函授中医学校讲义》中除章太炎编写的《猝病新论》及孙永祚编写的《医学史》等少数几种外，均为恽氏亲自编写。教材内容多为其本人在中医方面的研究心得，并融入新医学知识且加以贯通，对初学中医乃至研究中医者都有着很大的帮助。此外，函授学校学员可对医学问题通函发问，或有个人见解也可通函表述，恽氏会将有独到见解的学员文章编入讲义，既能使学员深刻理解讲义内容，也使得讲义更加趋于完善。此外，民国时期上海中医专门学校也曾节选恽铁樵所著《群经见智录》作为"医经"一科课本。

《伤寒论讲义》评述

本讲义是恽氏为创办的"铁樵函授中医学校"而编写的函授讲义，此书撰于民国二十二年五月（1933 年），共计二十期，并附《伤寒后按》三期。第一期初版于是年九月，按期次陆续出版单行，后经修订增加评注，今合为一书。

《讲义》以《伤寒论辑义》为蓝本，在《伤寒论辑义》的基础上采撷其精华，品评其得失。《伤寒论辑义》是近代最早引入我国、影响最大的日本汉医书籍之一，系日本丹波元简撰于 1801 年。作者汇集了元代伤寒大家成无己之后的众多伤寒名家之注释，加以折中归纳，并结合个人心得，逐条阐析《伤寒论》原文，其原文依宋代高保衡、林亿校订本。

《伤寒论讲义》（图11）在丹波元简《伤寒论辑义》基础上进行损益，采撷精华并阐述自己创新之见解，故内容青出于蓝而胜于蓝。体例独具匠心，别有特色。《伤寒论讲义》首列《伤寒》条文，并参各家《伤寒论》版本互校，以证其讹；再列中国历代各家及日本医家丹波元简对条文注释；恽氏更对《伤寒论》每个条文逐条历考，品评上述诸注家医论之优劣短长，质难历代伤寒评注之是非，既引证中医经典理论予以佐证，又参以西医病理疾病知识及自己临证经验、用药心得，以期阐发隐奥，使读者对仲景之书能有比较深刻的了解，并能汇通中西，使真正之医学能普及。

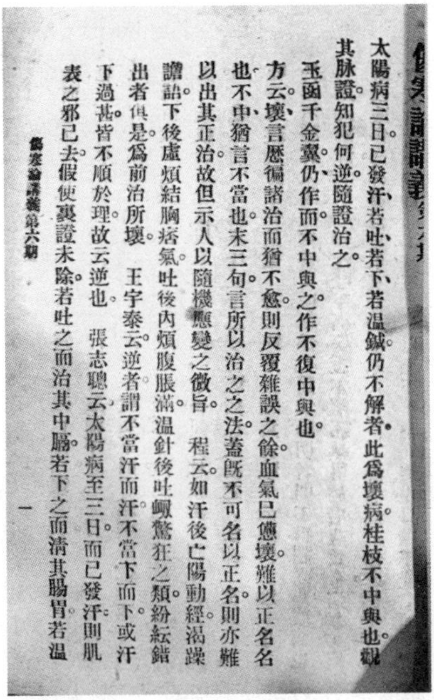
太陽病三日已發汗若吐若下若溫鍼仍不解者此爲壞病桂枝不中與也觀
其脉證知犯何逆隨證治之
玉函千金翼仍作而不中與之作不復中與也
方云壞言歷徧諸治而猶不愈則反覆雜誤之餘血氣已憊壞難以正名名
也不中猶言不當也末三句言所以治之之法蓋既不可名以正名則亦難
以出其正治故但示人以隨機應變之微旨　程云如汗後亡陽動經渴躁
譫語下後虛煩結胸痞氣吐後內煩腹脹滿溫針後吐衄驚狂之類紛紜錯
出者俱是爲前治所壞　王宇泰云逆者謂不當汗而汗不當下而下或汗
下過甚皆不順於理故云逆也　張志聰云太陽病至三日而已發汗則肌
表之邪已去假使裏證未除若吐之而治其中膈若下之而清其腸胃若溫
傷寒論講義第六期　一

图11 《伤寒论讲义》

《伤寒论讲义》辑录

【辨太阳病脉证并治上第一】

太阳之为病。脉浮，头项强痛而恶寒。

方中行云：太阳者，六经之首，主皮肤而统荣卫，所以为受病之始。《难经》曰：浮脉在肉上行也。

滑氏曰：脉在肉上行，主表也。表即皮肤荣卫丽焉。故脉见尺寸俱浮，知病在太阳证也。项颈后也，强痛者，皮肤荣卫一有感受，经络随感而应，邪正争扰也。恶寒者，该风而言也，风寒初袭表而郁于表，故不胜复被风寒，外迕畏而恶之。及其过表入里，则不复恶。此揭太阳之总病，乃三篇之大纲。以下凡首称太阳病者，皆指此而言之也。

程应旄云：凡云太阳，便知为皮肤受邪，病在腠理荣卫之间，而未涉于腑脏也。太阳之见证，莫确于头痛恶寒。故首揭之，使后人一遇卒病，不问何气之交，而但兼此脉此证，便可作太阳病处治，亦必兼此脉此证，方可作太阳病处治。虽病已多日，不问其过经已未，但尚见此脉此证，仍可作太阳病处治。

柯韵伯云：凡言太阳病者，必据此条脉证。如脉反沉，头不痛，项不强，不恶寒，是太阳之变局矣。仲景立六经总纲法，与《内经·热论》不同。太阳只重在表证表脉，不重在经络主病。看诸总纲，各立门户，其意可知。

丹波元简云：太阳者。以太阳经所主之部属皮肤言也。皮肤为人一身之表，表之为言，外也。风寒本天之二气，于人身为外物，故其中伤于人，必自外而内。人之中伤之，必皮肤先受起，以病方在皮肤。皮肤属太阳，故曰太阳病。盖举大纲而言始，以见周身皮肤具病。后人不察，以经络之一线而嚣讼，岂不大谬。此说出于《痉书》，以其论太阳之大纲，故附于此。

柯氏凡例云：太阳病，"脉浮，头项强痛"六字，当作六句读。言脉气来，尺寸俱浮，头与项强而痛。若脉与浮两字连读，头项强痛而恶寒作一句读，疏略无味。字字读断，大义先明矣。

[铁樵按] 诸家解释，不为不明了，然初学读此，总不免扞格。第一句先有几微模糊影响在内，势必愈读愈不明了。吾今以意释之，凡《医经》"阴阳"字，含有寒热、虚实、内外意义。热为阳，寒为阴，此一种也；实为阳，虚为阴，二种也；外为阳，内为阴，三种也。此三种意义随处而异，并非同时包含三种。此处太阳之阳字，即是内外之外字，太字简直是最字。太阳两字，即最外两字。然则何不曰最外而曰太阳？此所谓术语也。因最外二字不能定界限，究竟何物之最外，不明了也。若太阳二字则有界限，即指躯体之最外层。是故论字义可云，太阳二字等于最外二字；论其所包孕之内容，则太阳两字乃言躯体之最外层。仅仅最外两字，不过为最内之对待，次外之等差而已。凡术语皆如此。

其次，此为伤寒第一节。欲第二节何故如此说，则当先明古人所谓伤寒之意义。《难经》所谓伤寒有五之说，虽不的确，观仲景书有伤寒、中风、风温、温病诸名目，则知伤寒有五，乃古来如此传说。否则仲景既以伤寒名书，不当复有与中风对待之伤寒。可知在宋以后，异说纷纭，视为难解者，在仲景之世，固不烦解释也。仲景之书名《伤寒卒病论》，后人解释卒病字，或以为卒字乃杂字之讹，伤寒、卒病乃两书，其一即今之《伤寒论》，其杂病论即《金匮》。或谓卒病即指热病，凡病之卒然而来者皆是，犹之今日西医所谓急性传染病，其《金匮》中各病皆慢性也。此说亦通，鄙意古人伤寒一名词，有广狭两义。广义包括一切热病而言，狭义即指脉浮紧无汗恶寒者而言。是广义的伤寒二字，犹之今人外感二字。

复次，须知寒暖二字是躯体之感觉，犹之甜苦是舌面之感觉，绚素是眼光之感觉。夏葛冬裘，所以适寒暖；若冬葛夏裘，则不适矣。唯是冬裘只能御寒，夏葛须不能生凉，故谓裘葛本身有寒暖，其说不通，谓冬寒夏暖乃气候为之，此说是矣。然有冬日欲裸体入泥淖中者，有夏日御重裘战栗无人色者，此又何故？又有道之士，冬不知寒，夏不知热，盛年体强，寒暖皆不甚措意。老年体弱，寒暖均非所能堪，此又何故？因知寒暖云者，虽属气候，当以人身感觉为主。而感觉之差等，又视本体之抵抗力为进退。因体察本身抵抗力之所在与其变化，而名之曰卫气。为之界说曰：卫气者，卫外者也。是故卫气强，则外界之寒暑不能侵侮；卫气弱，则外界之寒暑均容易侵侮。若外寒侵入，卫气扰乱，则寒暖之感觉反常，如是者谓之卫气不能卫外，是为卫气不和。卫不和者，其人当病。凡如是之病，非本体发生剧变而有病，乃因卫气不能抵抗外界之寒暑，外界之寒暑侵入躯体，卫气不和而为病。如此之病，纯由外铄，谓之外感。古人不谓之外感，谓之伤寒，是即广义的伤寒。此种外铄之病，其最初一步皆在躯体最外层。躯体最外层，名之曰太阳；躯体最外层之病，名之曰太阳病。大约古人之治医者，此等皆是应具之常识，皆不待烦言而了解，故仲景《伤寒论》第一语曰"太阳之为病"。

余第一次办函授，为民国十四年夏历岁乙丑，今九年矣。篇首演辞，为当时信笔直书者。今阅时虽久，仍无以自易其说，只觉砚枯笔秃，更

恽铁樵函授讲义

不能如当日笔锋之恣肆。文字退化与年龄衰老为正比例，故虽旧稿，未忍割弃。结尾一段已删去，此文于医术治病无甚关系，略存旧面目，为吾曾办函授之纪念而已。

仲景自序，丹氏注释，皆绝妙文章。陆九芝《补后汉书张机传》，亦渊然大雅之作。凡此皆可见古人本领。医学晦涩，乃时代限人之故。古人用力之勤，绝非吾侪后生小子所能望其项背者。《补传》拙按：谓侯氏黑散、五石散能治风病，并非经验语。九年之中，此两方亦未曾用过，而所见风病，似都非此两方所能治者，语详《金匮方论》。医学以实验为主，文章考据，皆非可以治病者，故此事仍当存疑。

伤寒者，冬日之热病也。《内经》以肝配春，以心配夏，以肺配秋，以肾配冬。寒气袭人，凛然恶寒，体温反应，灼然而热，从时定名，谓之伤寒。故伤寒是肾病。肾之府为膀胱，膀胱之经气为太阳。太阳是一身之外层，古人谓之皮毛。凡热病由浅入深、由外之内，治法先浅后深。治其浅处，使病不能深，即是古人所谓治未病。故云：善治者治皮毛，其次治六腑，其次治五脏。太阳为膀胱之经气，少阴为肾脏之经气，故又云：太阳之底面即是少阴。

民国二十二年五月岁癸酉铁樵自注

《脉学讲义》辑录

脉者，血管也，载血之器也。躯体内之液体，不仅是血，躯体内之管，亦不仅是脉。因体工之工作必须分工，故欲使血不与他流质相混，有取乎此载血之脉管（图12）。

血为人生最重要之物，脉非最重要之物。但血行脉中，借此脉管为流行之路径，而脉乃重要矣。血在躯体之中，功用不可尽述。大脑为知识所从出，苟不得血，则大脑皮萎缩，而知识思想均不健全。神经苟不得血，则神经紧张而项强反折。手所以能握，足所以能行，为有司运动之神经，苟不得血，则神经痉挛而振掉。《内经》不知有神经，故以脑与

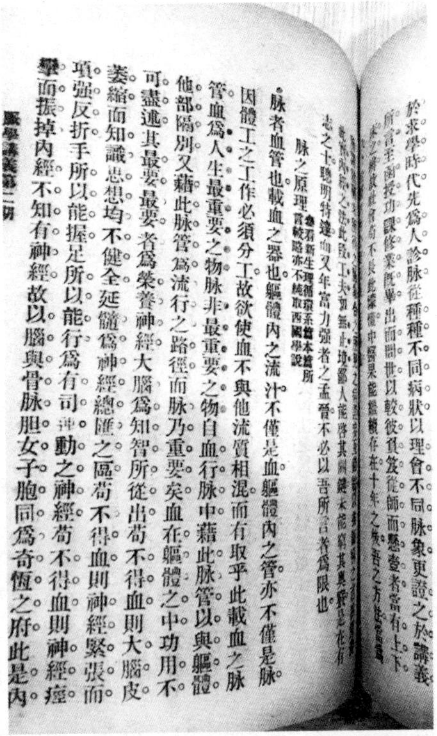

骨、脉、胆、女子胞同为奇恒之府。此是古人短处，不必为之讳饰。然《内经》能从体工自然之形能，体会而知其故，为之定例曰：足得血而能步，掌得血而能握，目得血而能视。盖就自然之形能，本所已知，测所未知，此是古人长处。唐以后人不能师其长，专以神秘的眼光视《内经》，故所得解释多误。而医学至今乃支离灭裂，亦惟《内经》有此长处，故至今日科学大明，而《内经》仍为极有价值之书。夫天下之事理，繁赜奥衍，无有穷极。语其至大，语其至小，圣人皆有所不知不能。即今科学所未明，西国医所不能知之病理，用《内经》方法为推理的论断，殆无有不可知者。而《内经》所已经推断而得，著为定例者，奚啻数千百条。辟前人之谬误，采西法之所长，胥惟此数千百条定律是赖。此即中医之立脚点，不知此。不足与言医学也。

图12 《脉学讲义》

是故四肢百骸，凡有感觉之处，皆神经所到之处。凡神经所到之处，皆血所到之处。血在脉管中行，神经亦即附于血管之壁，布于全体。此体工之妙用，若一为推演，多数不明了之病理，均可以明白如画。诚医学紧要之关键也，然此非本篇之范围。本篇所欲言者如下。

体工之组织，其精妙不可思议者，随在而是。而其最奇最妙者，即是脉动。脉何故欲动？血之所以能荣养肌肤四肢百骸，不在大脉管内之血，而在微丝血管内之血。盖大脉管内之血，不过为血行之径路，至血之效用，全在微丝血管之中。微丝血管无所不达，斯无所不养。假使脉管不动，则不能送血至于微丝血管，而营养目的之不达，此所以必须动也。脉管何以能动？其原动力乃在心脏，心脏一弛一张，脉管一动再动，心

恽铁樵函授讲义

脏之张也。肺中清血入心，静脉之浊血亦入心，心脏之弛也。右心室之浊血入肺，左心室之清血则入于动脉。而心室之门有瓣膜，脉管之内亦有瓣膜，使血不得倒流，于是心脏弛张不已，脉管搏动不已。每一搏动，血则前行。因不得倒流之故，其前行有势力，乃直达于微丝血管。然则心脏何故能动？曰：心脏之动，所以为血行也。若心不动，血不能运行，无所谓循环矣。曰：此则然矣。《内经》对于血之循环有说乎？曰：此本于天运。《内经》言天动，自今日言之，实即地动。《内经》曰：上者右行，下者左行，循环不息。人为天地之产物，法天则地，故其血亦循环不息。故《内经》于人身疾病，常以天为说。今问心何故动，是当问地何故动，则非诊脉范围以内事矣。

【释十字脉象】

《伤寒论》言脉有十字，曰大、浮、动、数、滑、沉、涩、弱、弦、微。脉象之区别，不止此十字，此十字乃其浅者。惟其浅，吾乃先为之释。

● **大脉** 根据第二个基本观念。脉之原动力在心，心脏跳动，脉随之而动。心脏一弛一张，脉则一起一落，已不言可喻。然则心脏大张大弛，脉当大起大落，于是大之界说可明。乃为之下一定义，曰大者，脉之大起大落者也。

● **微脉** 心脏大弛大张，脉则大起大落。反是，心脏若弛张无力，脉则小起小落。小起小落者，微脉也。微为大之对，何以不曰小而曰微？盖微脉者，谓起落不宽，非谓脉管细小，欲形容起落间无多余地，故不曰小而曰微。

● **浮脉** 根据第五个基本观念，病若在躯壳，则脉之搏动，其地位近乎皮层。近皮层者，浮脉也。证之病证，太阳病之已发热者，其脉浮。所以然之故，太阳为躯体最外层，太阳感寒，体温起反射动作而集表，故发热。如此则浮脉应之，故病之在躯壳者，其脉浮。

● **沉脉** 浮之对为沉，沉脉之似乎附骨者也。证之病证，阳明有燥矢者，其脉沉而实。少阴脚蜷头汗欲寐者，其脉沉而微，燥矢结于回肠之间，欲下不得，神经起反射作用而紧张，则绕脐作痛，体温亦奔集里层，则局部发热，西人谓肠炎。肠壁、胃壁纤维神经紧张之甚，影响及于头脑，则谵语。此时全体皆病，表虽有热而戒严重心则在里也。故沉脉应之。少阴病脉沉者，少阴为三阴之表，却非躯壳外层之谓。自来注家谈少阴，语多含糊，无显明界说。今吾本经验所得所得，为下切实之说明曰：所以为三阴之表者，应太阳传经，传于阳，则或少阳或阳明；若传于阴，则必少阴。其太阴证，有直中者，有兼见者，无由太阳传入者。其厥阴证，有兼见者，有后起者，无由太阳直传厥阴者。故曰少阴为三阴之表。又柯陈各家，金谓太阳之底面即是少阴，亦是此故。是故少阴虽为三阴之表，其实在里。且《内经》《伤寒论》均以实者为阳，虚者为阴。阳居于外，阴居于内，故少阴非外层病也。或问太阳为躯体最外层，阳明为胃家实，少阳为半表里，介乎太阳阳明之间。少阴究在何处，余对于此罔题之答案如下。

太阳为躯体最外层，对于三阳言，则太阳为外，阳明为里；对于阴分言，则三阳为外，三阴为里。言病位不过如此，竟不能将六经厘然划出界限，只能说这样一句囫囵话。若要精密点说如何如何，于古书既无考，于病证亦无征。因为这六经所说的，是逐节变换的病状，并非脏腑的实验。所以研究这问题，当换一个方法，从病状着笔。

风寒著于人体而病，病名伤寒。第一步是恶塞未发热，是太阳。第二步是体温起反射作用而发热，既发热，仍恶寒，还是太阳。仲景对于以上两步有说明，却不分经，统谓之太阳病。第一步是躯体对于外界压迫的忍耐力，所以不即起反射作用。第三步恶寒已罢，但恶热、口渴、自汗出，这就叫作阳明。于是可以下一定义曰：阳明者，太阳之化燥者也，其有虽渴仍恶寒者，太阳阳明合病者也。化燥有已结、未结之分。结指胃中宿积，因外层感风寒，胃中即起消化不良。迫太阳病罢，化燥之后，胃肠液体减少，食积遂成燥矢。有燥矢者谓之已结，无燥矢者谓之未结。注家谓未结者为阳明经证，已结者为阳明腑证。

若少阴，乃由太阳传变之另一种病状，仲景以蜷卧但欲寐为提纲，症状原不止此。其最普通习见者，耳聋、腰酸、自利、郑声（即谵语之无力者）、潮热。凡此种种，不必全见，必于蜷卧但欲寐之外，兼见数种。古人皆以少阴为肾，其实亦不尽然。固有胫酸之甚，因而腰酸异常者，确是内肾为病。然此种多后起证，普通一般之少阴证亦是肠病。不过视阳明腑证，有寒热之辨、虚实之分，证诸实地经验，少阴证多由太阳误下而来。盖太阳未化燥，体温集表，其里本虚寒，此时遽下之，是里本虚者，又从而虚之，犯《内经》虚虚之戒，则虚者愈虚、寒者愈寒，成一往不返之局。此中有奥窍，治医者勿谓集表之体温，能返旆遄征，奔集肠胃，以为救济。须知体温集表祛寒，寒不得去，继续奔集不已而成壮热者，因脏腑未病，体温有来源，故能继续增加不已。若误药创其内部，脏腑既病，体温之反射之失常，故此时多自汗而热不壮。其甚者，竟可以汗出而肤冷，即孤阳外散之证也。故《内经》有阳扰于外，阴争于内之语。寻绎《内经》此二语，真有洞若观火之妙。在外既孤阳有涣散之兆，在内肠胃复有启闭失职之虞，于是胫酸腰酸，而脚乃不得不蜷。神经既起变化，知识于是昏蒙，而语言乃不得不乱，此少阴证之真相也。因其在里，故脉亦沉；因其是虚，故脉沉而微。盖肠病、肾病、脑病，心亦病矣（心脏衰弱，不能大弛大张，所以脉微）。

宋版《伤寒论》少阴第一条原文为脉微细，细字为十字中所不有。微谓起落不宽，细则指脉管，即粗细之细。所以然之故，因神经反射，又虚故尔。读少阴全篇文字，当益明了。

程门雪讲义

《金匮讲义》

医家生平

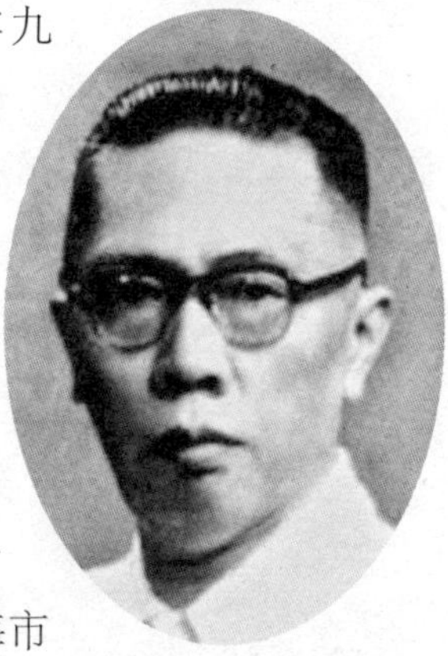

程门雪（1902—1972 年），又名振辉，字九如，号壶公，江西婺源人。中医学家、医学教育家（图 13）。儿时攻于四书五经、诗词歌赋，传统文化功底深厚。少时至沪，投皖南名医汪莲石门下，后又师从孟河名医丁甘仁，为上海中医专门学校首届毕业生，并留校任教。丁甘仁逝世后，程门雪接任该校教务长并兼任沪南广益中医院医务主任，后自设诊所于西门路（即今自忠路）宝安坊。1954 年任上海市第十一人民医院中医科主任。1956 年担任刚创办

图 13　程门雪

的上海中医学院（现上海中医药大学前身）首任院长，并先后出任上海中医学会主任委员、华东血吸虫病防治九人小组成员、上海市卫生局顾问，以及第二、第三届全国人大代表等职。

程氏治学尊崇仲景之说，并服膺叶天士温热一派，于伤寒之学致力尤深。临床注意博采众长，取精用宏，早年临床用药以骠猛见长；晚年用药则以简洁轻灵为主。主要著作有《金匮篇解》《伤寒论歌诀》《未刻本叶氏医案校注》《叶案存真评注》《藏心方》《女科歌诀》《西溪书屋夜话录歌诀》等。

程门雪为近现代中医教育事业做出了重大贡献，在上海中医专门学校任教时，承担《金匮要略》的讲授。先后编写了《金匮》《杂病》《医

程门雪讲义

语讲义》等教材，其中前两种讲义是当时该校相应科目所用时间最长的课本。1949 年后任上海中医学院院长期间，更提倡"学习中医首先要做到继承，没有在继承上狠下功夫，就谈不上整理发扬"。因此要求学生多读经典医著，随师临诊抄方、书写脉案，理论联系实际，学以致用。同时主张"古为今用，百家争鸣，不拘门户之见，中医课程要有所侧重"。亲自主持沪上名家经验交流活动，推动中医学术争鸣。

《金匮讲义》评述

本讲义为程门雪在私立上海中医专门学校执教期间讲授《金匮要略》所编撰讲义，后又成为中医学院、中国医学院、中华国医专科学校等沪上多家中医教育机构教材。全书对照《金匮要略》章节，逐篇逐条地加以发挥或评注，彼时，伤寒与温热各成一派，程门雪先生却

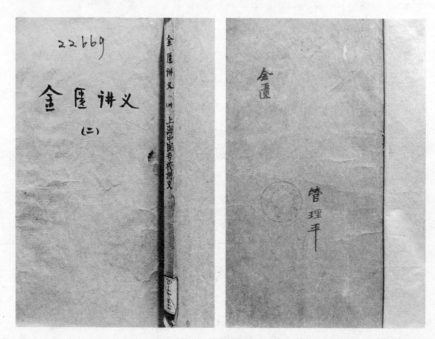

图 14 《金匮讲义》

能把彼注此，于《金匮》注释中引用叶天士的观点，贯通变化，取长补短，阐述颇有见地，为程门雪个人长期临床实践体会之集中体现。后人又将他后期有关的论著加入，整理成《金匮篇解》并出版。该书行文流畅，句式典雅，笔锋雄健，辩论性强，为学习和研究《金匮要略》提供良好的范例。

《金匮讲义》辑录

【治法解】（图15）

附上工治未病一条辨误

原文：问曰：上工治未病，何谓也？师曰：夫治未病者，见肝之病，知肝传脾，当先实脾。四季脾旺不受邪，即勿补之。中工不晓相传，见肝之病，不解实脾，惟治肝也。夫肝之病，补用酸，助用焦苦，益用甘味之药调之。酸入肝，焦苦入心，甘入脾，脾能伤肾，肾气微弱，则水不行；水不行，则心火气盛，则伤肺；肺被伤，则金气不行，则肝自愈。此治肝补脾之要妙也。肝虚则用此法，实则不在用之。《经》曰：实实虚虚，补不足，损有余，是其义也，余脏准此。

此近世《金匮要略》传本第一条也，中间"夫肝之病"一段，殊觉不妥。注释各家，有强为说辞者；有谓此一段乃后人注释误列其中，并非仲景原文者；有截去此一段，

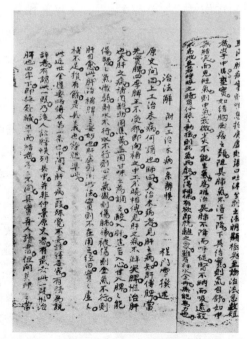

图15 《金匮讲义·治法解》

"惟治肝也"四字下即接"余脏准"而结者，各各不同。其实吾人读书，但问其理之当不当，不必问其仲景原文与非原文。苟其理由充足，有俾实用，非仲景庸何伤。若明明错误，必以其为仲景原文而强为之辩，或以其错误，即指为非仲景文，均属庸人自扰，不足为法。夫五脏病之传变，惟实则能传所胜，虚则但传其子。《五十三难》所谓"七传者死，间藏者生"是也。肝病传脾，传所胜也。实则能传，虚则不传；虚则受邪，实则不受。可知肝病传脾，肝实脾虚也。甘酸焦苦之法，照其原文所云是：补土制水，助火刑金，制金益木。金气不行，则肝气盛，明系肝虚之治。故其下文明言肝虚则曰此法，实则不在用之，而以为治肝补脾之要妙。岂以肝病传脾，为肝虚之治耶？要知肝虚则不传所胜，岂能传脾？既能传脾，便是肝实，肝实而用制金益木之法，实其实矣。既云："肝虚用此法，实则不在用之。"又云："此治肝补脾之要妙也。"自相矛盾，莫此为甚。

即以五行生克言之，病系水衰金胜，金为贼邪，制金舒木，本为正法。然以补土制水，助火刑金，循环求之，则木生于水，水为木母。若制水伤肾，木更失其所生，子虚而伐其母气，重虚其虚矣。金生于土，土为金母。刑金而反培土，土盛则金愈旺，重实其实矣。原文引《经》"无实实、无虚虚"，而去一"无"字，变成"当实实，虚虚"也，已属误人不浅。若依其所云之治法行之，乃其成虚虚实实之庸工矣。且以一脏之虚，而用损益四脏之法以救之，益少损多，殊不合算。本一脏病，乃无辜波及四脏，尤为非法。设其人肝虚而肾亦虚者，或肝虚而火旺者，伤肾益火之法可乎不可，吾知必无辞以对矣。实则肝病治脾及肝虚肺实之法，均出《难经》，原文极明了。仲景自序谓撰用《八十一难》，则《金匮》此条当以《难经》为蓝本。今既错误，不可句读，仍当从《难经》以订正之。《七十七难》言："上工治未病，中工治已病者，何谓也？然所谓治未病者，见肝之病，则知肝当传之与脾，故先实其脾气，无令得受肝之邪，故曰治未病焉。中工治已病者，见肝之病，不晓相传，但一心治肝，故曰治已病也。"此肝旺脾虚之肝实病也。其文义与《金匮》全同，《金匮》更发明"四季脾旺"之义。谓肝病治肝，固为中工，肝病治脾，尤当审其脾虚、脾实。虚则受邪，故当先实脾；实则不受，脾土寄旺于四季。当脾旺之时，纵有肝邪，无能为害，可以勿补。能知肝实传脾，又知脾实不受传，则其上工。若徒知肝病治脾，犹未尽善也，乃进一层解法，乃《金匮》所独有者。

《八十一难》经言："无实实，无虚虚，损不足而益有余，是寸口脉耶？将病自有虚实耶？其损益奈何？然。是病非谓寸口脉也，谓病自有虚实也。假令肝实而肺虚，肝者木也，肺者金也，金木当更相平，当知金平木。假令肺实而肝虚，用针不补其肝，而反重实其肺，故曰实实虚虚，损不足而益有余。此者，中工之所害也。"此论肺实肝虚之肝虚病也，亦与《金匮》制金舒木之法同意。金本胜木，肝实者只能传其所胜，而不能传其所不胜，故知肺虚肝实者，不必虑其传肺，而防其伤脾。若金实木虚，肺实当传其所胜，肝虚更不能敌其所不胜，不补肝而补肺，实者愈实，虚者益虚，损肝之不足，益肺之有余。故曰：虚虚实实，损不足益有余，此中工之误治也。无实实，无虚虚，补不足损有余，此上工之正治也。原系对待文字，乃《金匮》截为合一，便不明了，再以《难经》两章观之，原系对举肝病虚实之治法。实则我克人，故肝实病当传脾，木克土也，治宜先实脾土，以免受邪；虚则人克我，故肝虚病当治肺实，金克木也，治宜先泻金实以舒肝木。举肝脏一脏之虚实治法，以例其余，法至善也。《金匮》牵合虚实为一病，已属大错，更出肝虚金实之治法，以为当补土制水，益火刑金，尤多缠夹，若不有《难经》原文以考订之，真令人如坠五里雾中矣。今合《金匮》《难经》而厘订之，曰：五脏虚实，治法各有二，试以肝举其例：肝实脾虚，当补脾，此一法也；肝实脾气旺，惟治肝，此又一法也。肝虚肺实，当泻肺，此一法也；肝虚肺不实，惟治肝，此又一法也。五脏均以此为例，其余牵缠之说，均一扫而空之，不亦快哉！

病各有治，治有先后、逆从、胜复、标本之不同，非可以数言尽也，今述治法，不过道其大概耳。五脏虚实治法，上章已详，更进而言之，则五脏各有所喜，各有所恶。所恶者，受之病；所喜者，受之太过亦病。各随其所欲所宜而治之，则治无不愈矣。有得之情志者，则胜之以情志，例如喜悦过度而发癫狂者，可以恐惧之事胜之；忧思过度者，可以喜悦胜之。昔有久试不售者，一朝登第，骤闻捷报，忽尔发狂，终日喜笑无度，遍治不效。由京南下，留滞江都。有名医为之治，先开方，与之死期，继又命人舁榇于其舟中，为制衣服，度棺椁，务使病人见之。病人初见，不怒而思，不狂而静，卒然问曰："此何为者？"曰："为君备后事耳，君病不可为，某名医已决言之矣。"出方与之，熟视不语，忽乃太哭，而癫狂喜妄之态，一旦尽去。后为之调理，乃言此即《内经》之"喜伤心，恐胜喜"。又有忧思过度而失心疯癫者，求治于浙中一老僧。僧处之寺之静室中，室外有园亭之胜，奇花异卉，纷植杂陈。病者初至，终日置于花间，无所睹也。数日后，拂草拈花，稍稍悦之矣；月余之后，则终日低徊顾盼，爱不忍释。爱根一生，虑忧尽去，而数年宿恙，一旦消除矣。此亦《内经》忧伤喜胜之法也。鞠通治嫠妇恙，时愈时发，终不能止，后为文以劝之，使之书于座右，终日玩读，遂不复发，亦师此意。吾乡有病瞀者，已三四年，盖以贸易折阅而起者。佛学家江易园先生授以《楞严》《法华》之类，晨夕课诵，一旦豁然开朗矣，成效固非草木药石所能拟及。

吾尝谓药石只能治七情之所生病，而不能治七情之是动，故病根终不去，欲去病根，非求之情志不可。诗人所谓"心病只须心药治，解铃还在系铃人"者，固不二妙法也。庄、老、佛家之书，与医家有极重之关系者，已屡言之矣。不药之药，胜于万药，惜乎知者少耳。

有得之五气者，则胜之以五气。热胜者，清之以寒；寒胜者，温之以热；燥胜者，湿以濡之；湿胜者，燥以收之、风以胜之（例如热病用石膏、知母；寒证用附子、炮姜；秋燥用甘寒生津、咸寒助液；湿病用平胃、防风、羌、独之类……均是也）。有得之五味者，则治之以五味。例如女子喜食酸而致经闭者，宜生姜、半夏、细辛、吴萸、肉桂之类，辛以通之，即《经》所谓"酸伤肝，辛胜酸"也；胃热口噤，乌梅擦之即开；脾瘅口甜，乌梅、木瓜煎服则愈，木来涩土，即《经》所谓"甘伤脾，酸胜甘"也；服咸卤者，血液卒凝而死，急以白糖汤灌之，十愈七八，即《经》所谓"咸伤血，甘胜咸"也。《内经》于此言之最详，虽间有不合者，原不能尽信书而论，若能细意推求治疗之法，获益不少。

【痉病解】（图16）

夫痉，燥病也，热病也。六气之中，燥为本气，无论矣。风属阳邪，火从热化，同类相从，三气之邪，与痉同见者，尚不难治。以滋燥、清风、泄热之药，治三气即所以治痉，治痉即所以治三气，故毋庸立论分治。若暑杂热病，必挟湿邪，湿为阴邪，寒为热敌。苟此三气而与痉症之属燥属热者同病，清润则碍寒湿之气，辛燥则增痉病之威，捉襟见肘，藩触堪虞矣。太阳刚、柔二症治法，则为此种夹杂

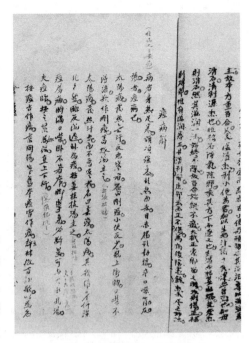

图16 《金匮讲义·痉病解》

之病开一法门。其曰刚者，太阳病发热恶寒无汗，麻黄证之简称也，与痉无涉；其曰柔者，太阳病发热不恶寒汗出，桂枝证之简称也，与痉亦无涉。此太阳病之刚柔证备，而兼见背反张、脚挛急、头摇、口噤之痉病，则当别出治法矣。刚证宜麻黄汤，今兼见痉病，故易麻黄汤为葛根汤法，方中仍用麻、桂，太阳之刚症未去也；加甘、芍、葛根，甘酸化阴，养荣舒筋，生津清热，治其兼见之痉也。柔证之重者，桂枝症备，而见身体强几几者，宜葛根汤，乃兼见痉病，故易葛根为桂枝加栝蒌根汤法，桂枝治太阳之柔证，其中甘、芍已能生津和荣，更主栝蒌根生津清热润燥者为君，治其兼见之痉病也。若柔证之轻者，本宜桂枝汤。倘兼见痉病，以此二方例推之，则辛温发散者，当更减轻，而甘柔润养之品，当更加重，又可不言而喻矣。其意盖为太阳伤寒，与痉病燥热二因不同，而症见一身者出一治法，非谓痉病本身有刚有柔，宜发汗宜解肌也。发汗治太阳病，解肌亦治太阳病，与痉何与哉？以法言之，此缩一步法也，专为二病相兼，二因不同之痉病而设。当用麻黄者，缩一步而为葛根；当用葛根者，缩一步而为桂枝加栝蒌根；当用桂枝者，缩一步

而为何方？书未明言，然举一反三，要亦会心不远。此法盖专为二病相兼、二因不同之痉病而设。

【虚劳解】（图17）

未解虚劳之先有一语须当先白者，则倘以《金匮》所言虚劳大法，以治一切近时所谓吐血咳嗽痨病，十九必败。善乎徐灵胎之论叶氏也，叶氏以小建中治劳损，十人而九。徐氏正之，谓古人所谓劳病，非近今阴虚有火之劳病也。桂枝下咽，阳盛则毙。咳血者服生姜，必致音哑，以热济热，脏腑必焚，实为不刊之论。不仅叶氏如此，即黄氏、陈氏所谓复古派者，尤盛倡之。鄙滋阴清养之方为不足道，非用桂、附，即用参、芪，置一切于不顾，不特传之于口，抑且笔之以书。以为此法，古人取持自仲景，实则肺肾阴亏，君相火炎之痨症，遍地皆是，随时可见。若用桂、附，必犯热消阴液之危机；即用参、芪，亦胃气助壮火之大戒。偏于滋阴者，谓劳病尽属阴虚，重用苦寒，戕其生生之阳气，固为不合病机；偏于温补者，又谓劳病必是阳虚，大进温热，劫其化源之精液，更属偏僻之见。要知人身气化，不外阴阳，病气转环，本无偏忒。必守"阳常不足，阴常有余，抑阴扶阳"之说者，谓之愚；即谓阴常不足，阳常有余者，补阴配阳之说者，亦为拘。自当活泼泼地不着定见，随证转移，方为能手。欲治劳病，必先将此二派聚讼纷纷之议论看破，然后能言其治。要知此二派之言，无不是，亦无一是也。此理既明，乃言《金匮》虚劳之理。

《金匮》言劳，大势趋重阳虚，但非不知阴虚劳证者，

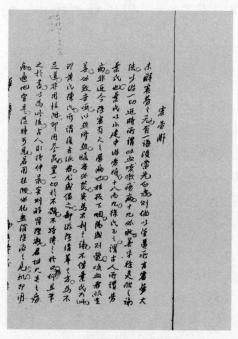

图17 《金匮讲义·虚劳解》

惟不注重耳。其大旨仍从《内经》发源，《内经》有"劳者温之"一语，后人遂谓治劳用温热之品，非特仲景法，而以《内经》法，以为取法乎上。其实《内经》"温"字不作温热解，乃温养其脏气耳，故曰"形不足者，温之以气；精不足者，补之以味"。"温"又与"蕴"通，《经》又谓："损其肺者，益其气；损其心者，调其荣卫；损其肝者，缓其中；损其脾者，调其饮食；损其肾者，益其精。"即谓劳伤脏气而致损者，当藏蕴其精气，使其不妄消耗，积亏而盈也，其义深奥。若但用温热之剂，使其宗经取法，直成其为夯伯耳。

《金匮》即从《内经》"劳者温之"一语发挥，谓虚劳之证，有阴虚者，有阳虚者，不能混同施治。"劳者温之"一法，只能施用于阳虚虚劳，而不能以之治阴虚劳瘵。又恐后人不明辨证，倘有误治，为害非浅，故特将阳虚虚劳重要见症标出数种，以为规则。见此种证，便可照阳虚温养之法施治；即不见此种证，此方便不可服，此法便不可用。此点一明，前人用温用凉之辨不攻自破矣。其标出之见症，亦有主、次二种，主证为必见者，次证为附见者。如不见主证，但见附证，便不能断为阳虚虚劳；若主证数见，则不论所附见者是否阳虚附证，亦必照法施治。主次二法，固不必虚劳一证、阳虚一法，即阴虚者，即阴虚以外之症候，亦无不然，实学者之所最宜注意点。

今但言虚劳阳虚之主证耳，《金匮》本文："劳之为病，其脉浮大，手足烦，春夏剧，秋冬差，阴寒精自出，酸削不能行。""男子脉浮弱而涩，为无子，精气清冷。""男子脉虚沉弦，无寒热，短气里急，小便不利，面色白，时目瞑，兼衄，少腹满，此为劳使之然。""男子面色薄，主渴及亡血，卒喘悸，脉浮者，里虚也。""虚劳里急，悸，衄，腹中痛，梦失精，四肢酸痛，手足烦热，咽干口燥，小建中汤主之。""夫失精家少腹弦急，阴头寒，目眩，发落，脉极虚芤迟，为清谷、亡血、失精。脉得诸芤动微紧，男子失精，女子梦交，桂枝龙骨牡蛎汤主之。"上列数条，均言阳虚虚劳之证治也。《金匮》虚劳不详致病之因，然总属因劳而虚。致虚之由，非亡血即失精，故以二者相提并论。亡血、失精均有阳虚、阴虚二种，若上所言者，即阳虚之亡血失精也。

以言方治，亦分轻重二法，轻则建中，重则肾气。建中用桂枝益血中之温气，芍药和阴敛虚热，姜、枣温中，甘饴培土，症见腹中弦急作痛，手足烦热，咽干口燥者宜之，建中能和中疏木，养阳和阴也。若兼梦遗失精、衄血，可合桂枝龙骨牡蛎法，以潜虚阳而涩脱；若兼里急不足者，可用黄芪建中法，以建中虚而益气；若腰痛、小腹拘急、小便不利、阴头寒、精气清冷，为肾阳不足，阳精不温，宜八味肾气丸，方用六味以益肾阴，桂、附以温肾阳，乃阴阳并补之方。单用回阳，阳无阴无以化；单用益阴，阴无阳无以生也。阳虚甚者，丸中阴柔之品宜去之，恐制其回阳之力也，天雄散（天雄、白术、桂枝、龙骨）主之。天雄散益火生土，暖精温血，纯为阳虚方治之极则，非症见真确，不可妄用也。此《金匮》阳虚虚劳辨证治法之大概也。

后人若东垣辈重遵此旨，发明劳倦伤中。气虚身热，而用补中益气法；脾阳不健，火乘土位，火郁发热，而用升阳散火法；均从阳虚一面极端发挥。一本《内经》"劳者温之""甘温能除大热""形不足者温之以气"之旨，惟只能用于劳倦将致虚损之时，而不能用于虚劳既成之后耳。

更有进者，古人所阐发阳虚虚劳之治，均趋重"形不足者温之以气"一层。遍览成方，均为温气之品，惟仲景当归生姜羊肉汤中用羊肉之厚味补精，为独一之治。实则照先天生化而言，"精生气，气归精"，填精一法，亦为虚劳所不可少。填精之治宜于味，故《内经》以"精不足者补之以味"与"形不足者温之以气"相并而言，本无偏恃。惟以虚劳治法言之，则填精较温气尤要。填精之品，以龟、鹿为最佳，鹿性纯阳，尤为阳虚之圣剂。历代名医善用异类有情填补精血者，首推韩氏飞霞，其所著《医通》中采用方药均为血肉之品，惜后人以其繁累费资，废而不用，为可惜耳。今略言之：其所用为填补者，若鹿峻丸则鹿精也；斑龙宴则鹿血也；内鹿髓丸，外鹿髓丸，则鹿之骨髓也；异类有情丸，则鹿角、鹿茸、龟板、虎骨也，此丸用之者众，以其便易。余则近代医家知者且少，遑论用法。今人所用，仅鹿角、鹿茸两种耳，妙药弃毁，可胜惋惜。且韩氏不但以血肉厚味补虚羸，更能以之治痼积，其所发明之霞天膏倒仓法，去积垢而不伤正气，尤为可法可从。故吾谓韩氏为善用补味之第一人。余若景岳之全鹿丸，亦颇脍炙人口，实则一丘之貉耳。清贤缪宜亭氏，亦善用填补，惟杂取海参、鱼翅、燕窝、淡菜、海腥各味，已离正道。与用河车、胎儿脐带者，同一弊病。无怪后人之指摘，惟若因噎废食，遂并一切填精正法，亦弃之如遗，则未免太过。究竟虚劳之治，先用草木药石温气，继用血肉有情填精，固一定不移之妙法，若取一弃一，是偏而不全，非完璧也。吾言至此，已觉辞费。

更当转言阴虚虚劳之证治，《金匮》本文"虚劳虚烦不得眠，酸枣仁汤主之"，即阴虚虚劳之证治也。阴虚者阳胜，阳胜则生热，故用知母、甘草以清热滋阴；其主枣仁者，以证重，虚烦不得眠，阴液不足，心不藏神，肝不藏魂，神魂不藏，则虚烦不寐。故以枣仁敛液藏魂为君；酸枣合甘草，甘酸化阴，治其阴亏；枣仁合知母，酸苦泄热，治其虚烦；尤妙在茯苓、川芎二味，以阴虚者必火盛，火煅津液则成痰，痰阻于中，胆气不舒，亦烦而不寐，茯苓除痰而不燥；川芎能舒胆气，为无上之妙品。燥痰一化，胆土自舒，阴液既充，躁热亦解。所谓欲化其痰，必清其火，欲清其火，必滋其阴是也。即此一法，便为阴虚劳热者度尽金针矣！《金匮》言劳偏主阳虚，虽所言阴虚者只此一段，却亦法理俱备。

至若后人阴虚劳瘵之治，则连篇累牍，不能穷尽，但亦以"阴虚火盛"四字为提纲。五脏藏阴不足，五志过极，皆从火化，火盛阴津愈伤，阴伤则火愈盛，循环不已，不死不休。五脏之中，以肺肾两脏为尤要，以上损起于肺，下损起于肾也。从上损起者，先咳嗽而后痰红；由下损起者，先遗精而后动血。若痰红之后，咳嗽更甚；动血之后，遗精依然，精血两伤，上下告竭，必致损命。又凡上损、下损之证，均以及中为极，过中则不可治，故劳证见便溏纳减，便难图救。此时舍培土一法无由，惟培土亦有分等，以脾胃同属中土，而有阴阳之不同。脾阴喜燥，胃阳喜润。东垣一生注重脾胃，但只顾得脾土一边，治脾之药不能治胃。倘属胃阴不足之证，而用温燥培土，是速其死耳。后贤若缪、叶诸氏，发明阴虚劳瘵之症。其及中也，每伤阳土，胃阴告竭，舌光如镜，便溏减食等，不能以温燥扶脾之法治之，犯则必致动血伤阴，咳嗽痰红必然增剧。另出清养胃阴一法，取石斛、扁豆、山药、莲子、麦冬、苡米之类，养胃阴、培中土，而无温燥之弊，法全理足，实可补前人之不及，孰谓后人必不及前人耶？其余治疗方法，晚近各家书中言之綦详，尤当博考。

更有大虚致实，虚证实治之法。本文"五劳虚极羸瘦，腹满不能饮食，食伤、劳伤、饮伤、房室伤、饥伤、忧伤、经络荣卫气伤""内有干血，肌肤甲错，两目黯黑。缓中补虚，大黄䗪虫丸主之"，即俗言干血劳之证治也。今人单以用之妇人，一若男子无干血劳，此一误也。又以干血劳为劳证之特立者，一若其初起也，即为干血劳，此二误也。实则干血劳之症，男子每每见之，不独妇人。且各种劳病皆能转成干血，不必初起定然。原文所言五劳七伤，虚极羸瘦，是统言一切劳伤之症也。一切虚劳羸极之时，但见干血之象，便当先用通润之剂如大黄䗪虫丸者，润以濡其干，通以去其瘀，然后方可用补虚之品。否则干血不去，新血不生，藉寇兵而资敌粮，殊非良计。原文"缓中补虚"四字，乃缓用补虚之误，意谓虚劳而见干血者，当先去其实，实去方可补虚，故曰缓用补虚。非谓不可补，特当待时而补耳。后人以"缓中补虚"原字作解，勉强牵合，终属囫囵吞枣。若谓去邪即所以扶正，攻实即所以补虚，已属通套之敷辞；或更谓大黄䗪虫丸即是缓中补虚之品，如修园《浅注》所云，真为偏僻之邪说矣。何以知其内有干血？则肌肤甲错、两目黯黑二症为的据，甲错如鳞甲，黯黑见于目圈，便知内有干血，即可进䗪虫法。其症每多少腹胀痛而硬，上有青紫盘纹，指甲多灰白色，留心细察，可辨甚多，惟不若肌肤甲错、两目黯黑之必见，故仲景以此为主。此等辨证处最宜熟记，以便临症施治，此乃"大虚致实，先治其实"之法。干血既行，可用麦门冬汤、炙甘草汤补而润之，则缓用补虚之治矣。

又有血痹一症，附于"虚劳门"中，其见症如风痹之象，肢体不仁，其痹之来，因于疲劳汗出而受微风。尊荣之人，骨弱于内，气虚于外，因汗出受风，气虚血痹，则成此证。脉自微涩，微为气虚，涩为血弱也，寸口关上小紧，重受微风之象也。古用针法和气血祛微风，则痹自愈。今针法不传，改行汤药，则黄芪桂枝五物汤为最佳。桂枝和荣祛风，黄芪益卫固表，用之合法，数剂可愈。此症即痹类中之一种，气血不足者，虽另立血痹之名，实则无大差别也。

章巨膺讲义

《温热辨惑》

医家生平

章巨膺（1899—1972年），又名寿栋，江苏江阴人（图18）。自幼体弱，曾两次因病辍学，乃立志学医。曾在原籍投师习医，但获益甚微。后到上海商务印书馆编译所任编辑，工作之余，广泛涉猎中医药书籍。1925年，投伤寒名家恽铁樵门下，医道大进，3年后悬壶于上海闸北区，求诊者甚众。

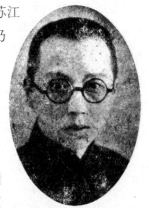

图18　章巨膺

章巨膺师从恽铁樵后，又尽心襄助恽氏创办中医函授学校，并担任教务，主编《铁樵医学月刊》。1935年恽氏病逝后，全面主持中医函授学校的工作，函授学校共有学员千余人，遍布国内外，颇具影响。

1929年，与徐衡之（恽铁樵弟子）、陆渊雷等筹办上海国医学院，负责行政事务，并在该校开课讲授温病学。之后又出任上海新中国医学院教务长，长期讲授伤寒、温病等课。1956年，与程门雪等负责筹建上海中医学院，任教务长，曾多次参加全国中医教材的编审工作。为近现代中医教育作出了重要贡献。

章氏临床于内、儿科独具专长，对伤寒、温病学说颇有发挥。编著有《儿病常识》《温热辨惑》《伤寒疗养论》《痧子新论》《世补斋医书评按》《医林尚友录》《中医学自修习题解》等，中华人民共和国成立后还曾发表《统一伤寒温病学说的认识》等颇具价值之论文。

《温热辨惑》评述

《温热辨惑》是章巨膺任教于上海国医学院时所编的温病学讲义，其有感于近世伤寒、温病之争，遂摭拾前人学说，欲以辨正究惑，故标名为《温热辨惑》(图19)。

讲义分上、中、下三编。上编“总论”，探讨温病学说的内在含义。章氏尊崇陆九芝《世补斋医书》中的温热病学说，并承恽铁樵之观点，认为《伤寒论》之书名是广义伤寒，除外感伤寒、中风之外，尚包含温病、春温、暑温、湿温、伤暑、湿热六种温热病；又引入近代科学理论，阐述发热的原因，以及六种温热病之病理。中编“诊断概要”，以《世补斋医书·广温热论》为蓝本，梳理归纳了温热病之“主病证候”“兼见证候”“特殊证候”“脉舌证候”等，并对所引原文加以评按。章氏将发热、恶寒、寒热往来、头项七诊、骨楚八诊、胸胁腹诸诊、二便诊、七窍诊、烦躁、呕吐、口渴、汗、神志列为温热“主病证候”的诊断，将咳嗽、发黄、下痢、痰水、食积、气郁、蓄血、亡血、哮喘、脘痛、疝气列为“兼见证候”的诊断。“特殊证候”阐释小儿、妇人、虚体等特殊体质的证候。“脉舌证候”阐释脉象、舌苔的诊法，尤其对舌苔诊法加入了章氏和恽氏的经验。下编“方剂汇说”，综合方书之要，兼采刘河间、吴又可诸家方剂，分列解表、清热、和解、攻下、化湿、清暑、清补、温中八剂，共61方，融经方、时方于一炉。附篇中，辑章氏温热病治验13则，记录翔实，案语言简意赅，值得研讨。

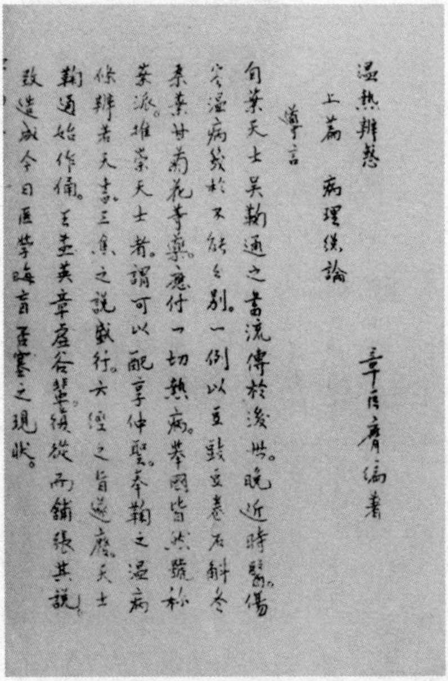
温热辨惑　章巨膺编著
上篇　病理縱論
導言
自葉天士吳鞠通之書流傳於後世。晚近時醫。傷寒溫病幾於不能分別。一例以豆豉豆卷石斛冬桑葉甘菊花等藥。應付一切熱病。举國皆然。號称葉派。推葉天士者。謂可以配享仲聖。奉鞠之溫病條辨若天書。三焦之說盛行。六經之旨遂廢。天士鞠通始作俑。王孟英章虛谷輩繼從而鋪張其說。致造成今日医學晦盲否塞之現狀。

图19 《温热辨惑》

讲义总论部分对喻嘉言、叶天士、吴鞠通等人的评论虽有言辞过激之嫌，但瑕不掩瑜，书中对温热病的诊断、治疗都有较好的临床参考价值。陆渊雷称赞此书"为医家之临床典则也，可为中医之整理基础也"。当时"海内获见章君讲义之一麟一爪者，咸愿一窥全豹"。对于叶、吴等医家的看法，章氏在 1959 年的论文中提道："在卅年前，我也片面的崇奉仲景，不同意叶、吴……以后逐年在临床实践中才陆续体会到温病学说的重要性，它……能羽翼《伤寒论》的不足。"此可为之参鉴。

《温热辨惑》辑录

 中编 ┃ 诊断概要

【导言】

　　温病，发热汗出为必见证（症）状，其他各因时令之异、六气之殊而不同。初起病型大致如下。

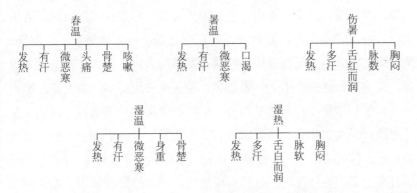

　　如上病型，不过初起之证状。或兼见他证者，则由种种原因。时令不同，一也；劳逸有别，二也；贫富各异，三也；年龄长幼，四也；男女有差，五也。既病之后，病变不同，或后见他证者，亦有多种原因。误治误药，一也；延误失治，二也；调护失宜，三也；饮食不慎，四也。

章巨膺讲义

凡此错综变化，万绪千言，不知从何说起。《广温热论》^①详言证状，不侈谈病理，切合实用。今以此书为蓝本，另为之说。

第一章 | 温热之主病证候

【发热】

温证发热与风寒同，而以兼见证^②核^③之则不同。辨得为温热发热矣，又当知其浅深表里之异。盖发热表证居多，而亦有里证发热、半表半里发热、余邪未尽复出于表发热、邪退正虚发热者。此时用药最要清楚，头绪不差，即后来传变多危，救之亦易。凡表证发热，其脉不浮不沉而数，寸必大于关尺，热在皮肤，扪之烙手，久按反轻，必兼头痛项强，腰痛胫酸，或头面、身体、皮肤有红肿疼痛诸证，有一于此，是表证发热，九味羌活汤、人参败毒散、六神通解散选用。冬月严寒及恶寒甚者，越婢汤、阳旦汤可借用。全不恶寒者，白虎汤、黄芩汤可加减用。至于里证发热，则其脉滑，或沉数，或兼洪，关尺甚于寸，热必在肌肉筋骨，初扪热轻，久按热甚，必兼烦渴谵妄，胸腹满，大便不通，或自利，或便脓血，小便黄赤诸证（症），虽不必全见，必兼二三，方是里证发热，天水散、栀子豉汤、黄连解毒汤、导赤散、泻心汤、猪苓汤选用。半表半里发热，脉多弦，胸胁满，或热或止，或口苦咽干，目眩耳聋，或喜呕心烦，每见表里证，达原饮、柴葛解肌汤、小柴胡汤选用。但温证发热纯表纯里者少，表里夹杂者多。夹杂者，达原饮主之。表证多，加羌活；里证多，加大黄；半表半里证多，加柴胡；或诸证俱见，则诸药全用，三消饮诚妙剂也。至已愈数日而又发热者，乃募原伏有不尽之邪，复出于表，当察其邪之偏胜处，以前法治之。大抵愈后复发，则里热多而表热少，虽用表药，不过柴、葛、豆豉而已，重用葛根最妙，以其性凉而解肌，无更用羌

---

① 《广温热论》：清代医家陆九芝重订戴天章的《广瘟疫论》，改名《广温热论》，刊入陆氏《世补斋医书》中。
② 兼见证：《广温热论·表证·发热》作"五辨法"。五辨法，见于《广温热论》卷首，即辨气、辨色、辨舌、辨神、辨脉这五种辨别温热与伤寒的方法。
③ 核：《广温热论·表证·发热》作"辨"。

活之理。更有素体虚弱，或老人，或大病后复染温邪，表里全无实证，六脉豁豁然空，而洪滑甚于初起者，汗之而身痛更甚，下之而舌燥更甚，清之而烦躁昏沉更甚，此皆邪退正虚之发热，王太仆所谓"大虚有盛候，反泻含冤"者也。此当舍标从本，消息阴阳虚实。阴虚则热渴枯竭之证多，责在肾，宜六味地黄汤；兼气虚，合生脉散。阳虚则呕利眩悸之证多，责在脾，宜六君子汤；兼血虚，归脾汤主之。若遇此等证，仍用汗下凉解，断无生理矣。

然而，各证发热之显然有据者，施治自易。若脉证夹杂模糊，又有难于分辨者，则专以舌苔为据。初起舌苔薄白，或无苔而润，属在表。白苔厚，或兼微黄，或中黄边白，中黄尖白，或二三色，属半表半里。黄苔，或酱色，或黑者，属在里。舌苔燥，则不论何色，皆属里证；屡经汗下，舌苔润而发热者，属阳虚；无苔而燥者，属[①]阴虚。以此辨之，思过半矣。

惟虚证似实，舌苔亦难凭据，又当从病之来路探讨。屡经汗下而热愈甚者，其虚无疑。若虽经汗下而热渐减不尽者，则属余邪，不可遽补以致邪热复壅也。此虽专指发热证言，然虚实关头，最当体认。类而推之，凡证皆可依此而辨矣。

［按］ 上论发热证状，言表里虚实，尽赅无遗，实最重要，医家宜特别注意。惟用药一层，未可率尔操觚，须知处方用药，要从其他证状与夫脉象、舌色四面八方综合观之，不可但凭发热片面。例如，表证发热，用九味羌活汤，其方羌活、防风、白芷、川芎、苍术、细辛、黄芩、生地、甘草、葱白、生姜皮诸药，戴氏去辛热之细辛，非谓其他皆可用，另有加减法度。如苍术与生地无并用之理，此当以舌色候之：舌红绛而干者宜生地，不得用苍术；舌润有湿象者，宜苍术，不合用生地。人参败毒散方，为人参、羌活、柴胡、川芎、枳壳、桔梗、茯苓、甘草，除人参外皆平淡。发热用参应审慎，盖世俗见发热用参，必惶恐不敢服。喻嘉言盛称此方，谓宜于虚体感冒之候。汪讱庵谓人参与芪、术、姜、桂同用是补法，与羌、独、柴、前同用是汗法。毕竟初病，未必定须乎

---

① 里证；屡经汗下……无苔而燥者，属：此22字原脱，据《广温热论·表证·发热》补。

章巨膺讲义

参。冬月发热，恶寒甚者，越婢、阳旦选用，须以无汗有汗分之。越婢中有麻黄、石膏，无汗壮热者宜之；阳旦即桂枝汤，发热恶寒有汗者宜之，此属伤寒正候。发热宜白虎汤，须以热壮有汗、口渴烦躁为条件。里证发热所选诸方加减出入，尚无关大要。至于表里证夹杂，表证多加羌活，里证多加大黄，半表半里证多加柴胡，或诸证俱见，则诸药全用。三消饮为主，则未妥当。毕竟病有主从，证有缓急轻重，当审其所主，急其所急，可汗汗之，可下下之。模棱两可，表里混治，无有不偾事者。入后论虚热一段，大致可以为训。虚而发热，病最难治，若恣用汗、清、下法，必致败事，此当于事先审慎。若必待汗之、下之、清之后，身痛、舌燥、烦躁更甚，然后知为虚热，则已迟矣。综以上列论，发热表里虚实之辨，列便表一览（表1）。

表1　发热表里虚实辨

证型		热候	兼证	脉象	舌色	日候	方药
实证	表证	热在皮肤，扪之烙手，久按反轻	形寒恶风，头痛项强，腰酸，四肢酸	平数，寸大于关尺	苔薄白而润	初起三四日以至五六日	九味羌活汤等
	里证	热在肌肉筋骨，久按较重	烦渴谵妄，胸腹满，便闭或自利，下脓血，溲短赤	滑沉数洪，关尺大于寸	苔黄或酱色或黑色或红绛，燥而不润	五六日以后	白虎汤、三承气汤等
	表里证	热有起落或寒热往来	胸胁满，口苦咽干，目眩耳聋，喜呕心烦	弦	苔白厚或兼微黄，中黄边白	无定	小柴胡汤等
虚证	阳虚	热不壮，头部、颜面、手脚心较热	呕利，目眩心悸	豁豁然空，虚软不任按	润	老人虚体或久病之后	六君、归脾汤等
	阴虚	同上	渴	同上	燥红而无苔	同上	六味地黄汤等

第四章 │ 温热之脉舌证候

【舌苔】

● **舌燥**　温证舌燥，为火炎土燥，中宫堵截，肾水不能上交心火。须审其苔之有无与色之深浅施治。白苔而燥，时邪在表，痰已结于膈上也，达原饮加石膏、贝母、萎仁、大黄。此吴氏名曰沙苔，热极不变黄色，下之即黄，不可缓也。黄苔而燥，则温邪传胃矣，小承气、小陷胸、大柴胡选用。酱色苔而燥，则温邪传胃，且深及中、下二焦矣，调胃承气汤。黑苔而燥，热之甚也，温邪入胃且深及下焦，大承气汤。燥成块裂，或生芒刺，热更甚也，大承气汤倍其分两。各燥苔下之渐减，不即净尽，为药已中病，力未到耳，当再下之。有下至三五次、十余次，而后愈者。若屡下而燥苔愈长，不可更下。当察其腹中，若揉按作响者，痰饮结于中焦，脾胃受困，津液不能上潮，改用平胃、二陈温燥之剂即愈。又若肾阴竭涸，则愈下而愈亡其阴，燥苔不回，目无神，耳聋，心悸，腰酸，再下必死，宜六味地黄汤合生脉散。至无苔而燥，须辨其色。如正赤或深紫，热归心包、血分。如热极之证，石膏、知母、黄连、羚羊、犀角、牛黄为主；热极而亡阴者，二冬、生地、元参、阿胶、知母、人参为主。大抵舌无苔则胃无物，可清润不可攻下。

● **舌强** 温证舌本强硬，为热而兼痰，宜清下无疑，而又必加清痰之药。兼白苔者，膈间未经煎熬，其苔尚湿，清下中佐以半夏，大柴胡汤是也。兼黄苔者，热极，必佐以牛黄方效。若无痰而苔色正赤、深紫、燥裂而强者，热毒蕴于心包也，三黄石膏汤加犀角、牛黄，急清其热。凡舌强虽与舌燥相类，而燥属胃，主热；强属心，主痰。

● **舌痿** 舌痿软而枯小，与舌强硬有异，乃虚脱已极。大补滋润，百中或救一二。

● **舌短** 温证之舌，一见黄苔即当下。失下，则由黄而变酱色、变燥、变黑、变生芒刺；再失下，则变卷、变短。斯为下证至急之际，宜大下之，稍缓则不救。

[按] 原文所论舌苔似不详备，鄙人所知者亦有限，仅就浅近习见者益增数条于下：

● **舌润** 温证初起，舌质必润。润为有津液，水津四布之机能未致于失常，虽发热甚，液体未受影响，其病为浅。在夏令温证，舌质皆润，则兼湿邪故也。须审苔之色别施治：白苔而润，邪在表，当解表[①]；红苔

---

① 表：原作"饥"，据文义改。

章巨膺讲义

而润，热在里，当清热。详见下各条。

● **舌干**　舌质干无津液有二种：一为阳明腑证，干而有黄苔；一为热入血分，干而质绛且光。前者宜承气汤，后者宜犀角地黄汤。故舌干均属热证。

● **舌胖**　舌质胖大者，属热极之候。

● **舌腻**　舌腻，大份是湿征。夏秋热病，多兼黏腻，亦当以色别施治。腻而色白者，湿邪在气分，兼见发热有汗，头痛身重，口不渴，宜桂枝、厚朴、苍术、二陈、二苓之类。腻而兼苔黄者，是湿热之征，宜厚朴、苍术、槟榔、二陈、二苓、芩、连等药。大致苔黏腻，总宜芳香化浊，小便少者宜分利之。夹湿不去湿，热有所凭借，徒解热无益。

● **白苔**　苔白而润，病在表。温证初起，苔薄白，必恶寒尚未罢，可以略参辛温。苔白厚腻而润者，为兼湿，湿温之候也。发热头痛，身重，口不渴，形寒未罢有汗者，不忌桂枝。苔白而燥，或白兼边红，宜辛凉轻剂，见发热、口渴、咳嗽等证（症），象贝、杏仁、前胡、薄荷、桔梗、芩、连之类。白苔厚燥，甚或起刺，温邪热甚之征，切忌辛温，宜达原饮。

● **红苔**　苔淡红，或嫩白中带红，是温邪之轻者，芩、连、栀子等清之。苔红甚至绛，热在营，质润者，宜清热，芩、连、知、膏等；在夏秋间，宜加厚朴、银花等药。若红绛而燥，甚或起刺者，热深入营，急宜犀角地黄汤。

● **黄苔**　舌苔见黄，为病入里之征。白苔兼微黄，质润者，初传入里，还宜凉散。红苔兼黄色，还宜清里。若黄而黏腻，为湿热交阻，宜槟、朴、芩、连。若黄而燥，宜栀豉、白虎。若老黄而燥者，是阳明实热，腹胀硬痛拒按者，可下之，宜承气汤。

● **黑苔**　苔黑而润，属寒湿，药宜温燥。苔黑兼黄腻，质红者，是湿热。若黑而燥起刺，是火邪，大便秘，腹痛拒按者，可下之。若黑而坚敛，焦如荔枝形者，乃阳亢阴竭，胃汁与肾液俱涸也，死不治。方书以黑苔为肾气凌心，水来克火等说，不可为训。

● **紫苔**　舌色见紫，大便必干燥，不复浸润，是热甚之征。兼证唇焦齿黑，二便闭结者，犀角地黄汤、露饮之类。若紫色如猪肝者，死不治。若紫而焦起刺如杨梅状者，此阳毒重险之候，大便闭者急下之。

◉ **青苔**　苔青而滑润者，乃阴寒之象，急宜四逆、吴萸辈温之。兼见面唇色紫、囊缩、厥逆、直视，是厥阴之败证也。

◉ **满苔**　舌上苔满者，为食积，须分厚薄、黄白、干润之辨。厚干黄者当下，薄白润者宜消导。

◉ **半苔**　舌前半薄苔而红，舌根厚而白者，是小柴胡证。

◉ **紧砌苔**　舌苔紧砌，舌面不甚厚，虽黄而干，不可攻，攻之必死，宜归、芍、地黄之类以养血。

◉ **积粉苔**　白如积粉，而鲜明如锦，古书以为下证，此大虚之候，攻之必死。

◉ **锅巴苔**　舌有干而枯，焦黄而厚，甚至黑而燥裂，若舌面铺以锅巴者，此为劫津苔。误用攻下，必至息高不救。

◉ **荔枝苔**　苔似劫津而形色舌色宛如荔枝者，质短缩，色紫棕，此名无阳。用附子则舌渐润而伸。苔既劫津，何敢用附子？此当辨之兼证。

（以上四节，恽铁樵先生云）

兹就日常所见为用较多者，制表如下。惟只以色分不足以概括一切，其特别诊察法，宜详审之。

白 {
　燥——病将化燥——银、翘、桑、菊、芩、连等
　润——病在表——荆、防、银、翘、薄荷等
　腻——病兼湿——荆、防、苍术、厚朴等
}

红 {
　淡红而润——温邪之轻者——银、翘、桑、菊、芩、连等
　绛红而燥——热深在荣——芩、连、丹皮、犀、地等
}

黄 {
　白兼微黄厚润——初传入里——银、翘
　质红苔黄——里热甚——芩、连、膏、黄
　黄而腻——湿热交阻——厚朴、芩、连
　黄而燥——热在阳明经——栀子、白虎
　老黄而燥——热在阳明腑——大承气
}

黑 ⎧ 润——寒湿——厚朴
　　⎨ 腻，质红——湿热——芩、连、厚朴等
　　⎩ 起剥——火邪——犀角、地黄

紫 ⎧ 燥——热甚——犀角地黄汤
　　⎩ 起剥——阳毒——承气汤

青——润——阴寒——四逆辈

秦伯未讲义

《内科学讲义》

《妇科学讲义》

《实用中医学》

医家生平

秦伯未（1901—1970 年），原名之济，号谦斋，上海陈行镇人，出身儒医世家，自幼酷爱文学和医学（图 20）。1919 年入上海中医专门学校，在名医丁甘仁门下攻读中医。1923 年毕业后，留校任教，并在上海同仁辅元堂应诊，以治内科杂病见长，对虚痨痼疾尤精。在研习中医过程中感到，中医医籍浩若烟海，流派众多，传统学医，师承面授，各承家技，虽有所长，总难免局限。而开校办学，则可集思广益，兼收博览，是发展中医学术、加速培养人才的好途径，故致力于中医教育工作。1927 年与王一仁、

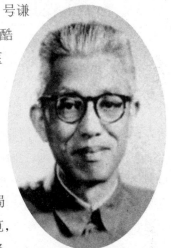

图 20　秦伯未

章次公、王慎轩、严苍山等创办上海中国医学院，任教务长、院长，教授《内经》及内科。

1928 年全国性教材编辑委员会会议在上海召开，讨论规范全国中医学校教材建设。1929 年 7 月召集了全国各学校召开教材编辑委员会第二次会议，经过 9 天的讨论，达成了一系列决议，明确了编写全国统一教材的指导思想（图 21）。

（1）教材须根据中国固有学理发挥之，不能取毛去髓故求迎合。

（2）教材须经全国医林公认适当方可采用。

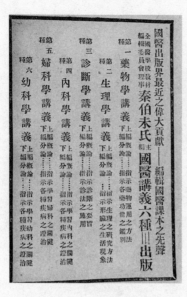

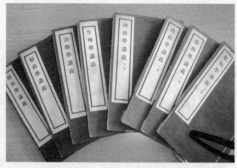

图22 国医讲义六种

图21 "国医讲义六种"出版宣传资料

（3）须有科学化不掺杂虚伪文字致失价值。

（4）须有真实效验，人人可学可用[1]。

并审定通过了五年全日制中医专门学校应开设的各门课程和教学时数，议定了中医专校 29 门课程，包括各科教时、教法统一，各校之间交流课本讲义，彼此参考，集中修订形成全国中医统一教材，同时为再次申请中医加入教育部学系做好准备。会后全国医学校教材编辑委员会理事秦伯未随即编写了"国医讲义六种"（图22）并公开发行，开中医教材编辑发行之先声。

《内科学讲义》评述

"国医讲义六种"是秦伯未根据 1928 年、1929 年两次全国中医学校教材编辑委员会会议精神，并结合中医教学实践反复修订的教材，整套讲义包括《诊断学讲义》《内科学讲义》《妇科学讲义》《幼科学讲义》《生理

---

[1] 中西医药研究社编辑部.《中医教育讨论集》[M].上海：中西医药研究社出版委员会，1939，438.

学讲义》《药物学讲义》六种。内容条理清晰，并切合临床实际。

《内科学讲义》为《国医讲义六种》之一种，全书分为上、下编。上编为内科概论，作者援引《内经》《难经》《伤寒》《金匮》《证治准绳》《杂病源流犀烛》《沈氏尊生书》诸说，总论疾病的分类、病因、病机、辨证、治法以及脏腑疾病之源流，其中不乏秦氏独到的见解。下编为内科分论，主要参考明代秦景明所撰的《症因脉治》，将中风、中暑、咳嗽、疟疾、痢疾、劳伤、吐血、痰症、喘哮、

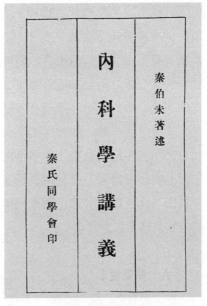

图23 《内科学讲义》

呕吐、眩晕、肿胀、诸痛等32个内科常见病证分为时病、杂病两部分进行论述。每一个病证则根据《症因脉治》的编写体例，按症象、原因、诊断、治疗、方药的次序加以叙述，每证之后附有杂论，详论其辨证论治的思路与法则，主张以症为主，据症寻因，参以脉象，定其治法。本讲义为秦伯未通过中医教学实践反复修订并切合临床实际的教案，对民国时期中医内科教材的编写有着实际参考价值，更对后世中医内科临床处方用药有很好的指导作用（图23）。

《内科学讲义》辑录

内科概论

【五 求因说】

治内科须先寻得提纲。提纲者，六淫七情是也。盖中医治病注重

病因，能明二者之变化，即能测百病之状态，亦即能出百病之治法。如断定所病发热或腹痛为伤于寒，则用药不离乎温。发热者温散之，腹痛者温运之，更从而推之。苟断定其月经停闭为冲任受寒，痰饮咳嗽为脾胃受寒，则治亦不外温下、温化。是知病之变化綦繁，而病之发动实简；治疗之方法綦繁，而方药之根据实简。此避繁就简之妙，世人能行之而不知，能知之而不宣。遂使习医之士，终日孜孜，不能融会，用力多而得益少，读书愈富而心曲愈乱，殊属可慨。至有訾议中医无病理书籍者，或更附和而谓中医只能治病，不能论病者，安知求其因。即所以明其理，不溯其源，何以穷其流？不齐其本，何以修其末？盖亦不思之甚也！

【六 辨证说】

有因必有果。症者，因之果也。故藏诸内者，必形于外。如伤风病必见形寒发热，头痛咳嗽等症；伤食病必见恶食吞酸，中脘胀闷等症。临床者可因其病而测其症，亦可因其症而断其病，是辨症之法，亦至重也。然在实际上或有适得其反，且原因不同，而所现之象，或竟相仿，则辨症一道，实觉可恃而不可恃。故必即症以合其因，其病方无遁情。善哉！朱丹溪著《脉因症治》，秦景明著《症因脉治》。俱以见症原因并提，洵为治病之不二法门也。

【七 六淫与七情】

六淫者，风、寒、暑、湿、燥、火也。此六者本属天地之正气，万物赖以生长收藏，故亦称六气。惟遇太过淫溢，即能病人，故又名曰贼邪。考其所以为风、为寒、为暑、为湿、为燥、为火，则不外空气之变化。空气变化，约分三类：一位置变化，二温度变化，三湿度变化。空气流动，名之曰风。流动过剧，气压低降，人身抵抗力不足，或卫气不固，遂成伤风中风之症。此空气变易位置，影响于人身者也。空气温度太低，名之曰寒。人身感之，温度放散，斯时体表之皮肤，必紧缩而发热，体内之肠胃，必停水而难运，遂成伤寒寒中之症。若空气温度太亢，人体散热不及，则身内之水，蒸发尤速，身内之血，膨胀骤增，蒙压脑筋神昏烦渴，遂成中暑热中等症。此空气变易温度，影响于人身者也。至空气水分太多，即为湿气。是时人身水气，不易放散，其势必转内蒸，神经失其清灵，而头裹目蒙之湿病成；或水分不足，燥化过六，则津枯液涸之燥病成。此空气变易湿度，影响于人身者也。凡此诸义，皆古人深体物情所得，确具至理。盖密切人身之物，厥惟空气，空气和畅，不失常度。人在气交之中，自然舒泰。若空气剧变，溢出常型，人身调节机能，一时不能应付，即感而为病。彼西医执一病一菌以诊治，乌知中医之玄妙哉！七情者，喜、怒、忧、思、惊、恐、悲也。七者皆属精神之变动，变动之极，乃生内伤，其结果与气有联带之关系。故喜之来如草木逢春，使志愉快，本不病人，惟心中怀有特殊希望，与万难必得之恐怖，一旦遂其心意，或得之意外，则不免因而生惊，惊喜交集，遂成日夜不休之笑病。怒为刚暴之气，当其怒时，以尽量发泄为是。若怀怒于中，怒气未消，勉强进食，则不免遗患。因怒时牵动胃气，纵然纳食入胃，胃气尚未平复，断难继续工作，消化食物，遂成停食、积聚等病。忧与思各有个别之原因，而每多相因而生。如人怀不可必得之情欲，于是乎忧。不可得而求所以必得，于是乎因忧而生思。怀有求必得之希望，本属于思，转一念又以为不可必得，于是又因思以生忧。转辗循环，纠结不解，气沉且结，融成一片。呼吸因之微，食量因之减。当其深沉之时，直举视觉听觉，一时俱失。惊则气乱，恐则气下，惊由外界暴来之刺激，恐为内部常存之畏怖。然畏怖之因，亦多由外界之刺激，故畏怖之情状，多对于外界之防备。是惊恐二者，亦相连带。惟因惊生病，其来猝，其发暴。因恐生病，其蓄久，其发缓。悲则气消，缓而轻，则食欲减少。渐见精神萎靡，形体消瘦。急而重，则恒至于自杀。以七情发生，虽原因各别，却有过去、现在、未来三境界。怒与惊为对于现在之感触，忧与思为对于将来之想望。究竟结果，殊无一定。惟有悲之一种，对于过去之失败，结果已定，故其极端，往往厌世。至于喜乐惊恐，多能耗散正气，或为怔忡、失志、精伤、痿、厥等不足之病。悲怒忧思，多能蕴结邪气，成为癫狂、噎膈、肿胀、疼痛等有余之疾。特在治疗上无论其有余不足，要皆属情志内伤，称为难治耳。

【八　真假与虚实】

症候之不可恃。即在真假之易于混淆。何以言之？真寒者，脉沉而细，或弱而迟，为厥逆，为呕吐，为腹痛，为飧泄下利，为小便清频，即有发热，必欲得衣。此浮热在外而沉寒在内也。真热，脉数有力，滑大而实，为烦躁喘满，为声音壮厉，或大便秘结，或小水赤涩，或发热掀衣，或胀痛热渴。假寒者，外虽寒而内则热，脉数有加，或沉而鼓击，或身寒恶衣，或便热秘结，或烦渴引饮，或肠垢臭秽。此则恶寒非寒，明是热证，所谓热极反兼寒化，阳盛隔阴也。假热者，外虽热而内则寒，脉微而弱，或数而虚，浮大无根，或弦芤断续，身虽炽热而神则静，语言谵妄而声则微，或虚狂起倒而禁之则止，或蚊迹假斑而浅红细碎，或喜冷饮而所用不多，或舌质虽赤而衣被不撤，或小水多利，或大便不结。此则恶热非热，明是寒证，所谓寒极反兼热化，阴盛隔阳也。以言虚实，至虚有盛候，则有假实矣；大实有羸状，则有假虚矣。虚者精气虚也，为色惨形瘦，为神衰气怯，或自汗不收，或二便失禁，或梦遗精滑，或呕吐隔塞，或病久攻多，或气短似喘，或劳伤过度。虽外证似实，而脉弱无神者，皆虚证之当补也。实者邪气实也，或外闭于经络，或内结于脏腑，或气壅而不行，或血流而凝滞。虽外证似虚，而脉来盛实者，皆实证之当攻也。然则寒热虚实之间，最多疑似，倘执一二外证，而不能求其真情，能不偾事者几希，此亦内科之所以难于疡科也。

【十三　肺病源流】

肺主皮毛。皮毛纯属太阳之部，故太阳之伤风伤寒，与形寒饮冷，皆能伤肺。其现证如鼻塞声重，喘咳气逆，肩背痛喷嚏，胸满烦心，亦与太阳同。五志之火上炎，阴虚内烁，亦能伤肺，故其现证如肺萎、肺痈、痿躄、吐血声嘶、息有音、肌衄掌热、喘不休、口血出、皮毛焦，皆由火燥焦熯[①]所致。若虚则少气不能报息，耳聋嗌干诸证以生。其由外伤，治与足太阳所感病同法，邪盛郁塞，必于足太阳泻之。其伤于内

_____

① 熯（hàn）：干燥，热。

者，正气衰，金被残贼，必于足太阴培之，使母能生子，而大气得以涵育。亦可于足少阴养之，使子能助母，大气不致耗泄。盖补水培土，实养金善法也，犹有进之。金性下沉，隐于子胎。肾家水火两病，肺俱能受其害，故有时肾水上泛为痰，肺受之则喘壅而嗽；有时肾火上浮于胸，肺受之则喘息而鸣，皆肾气上逆而影响为病也。《内经》云：风寒入舍于肺，名曰肺痹，发咳上气。又云：肺气虚则鼻息不利少气，实则喘咳，胸频伸息。又云：大骨枯，大肉陷，胸中气满，喘息不便，其气动形，期六月死，真脏脉见乃与之。《难经》云：外证面白善嚏，悲愁欲哭，内证右有动气，按之牢若痛，其病喘咳，洒淅而寒热。此又见于经籍之可考者也。

【十四　心病源流】

《内经》云：心病者，胸中痛，胁支满，胁下眉背胛间痛，两臂内痛，虚则胸腹痛，大胁下与腰相引痛。就经所言，皆在血脉而不在心也。以心为血脉之主，故其实其虚，皆不见本脏，而在血脉。其在血脉，必先于在经络者病之也。其虚而腹胸大，则缘脾胃不上纳气于心而然。虚而胁下与腰相引痛，又缘肝肾不上贡精于心而然。此其病，非止于本经络，可由本经络而推者也。又曰：若心经络病者，动则嗌干心痛，渴而欲饮，目黄胁痛，臑臂内后廉痛厥，掌中热痛，其皆为本经络病固已，而其病却能及心。盖支脉挟咽，病则通于心，故嗌干者，心火必炎。心痛火炎者，阴耗而心液干必渴。凡诸心病皆由于不能养精似驭气，而使神以气存，气以精宅也。其在《难经》则曰：外证面赤口干善笑，内证脐上有动气，按之牢若痛。其病烦心、心痛、掌中热而哕[①]。其在仲景则曰：心家阳气衰者为癫，阴气衰者为狂。又曰：心伤者劳倦，则头面赤而下重，心中痛而自烦发热，脐上跳，其脉弦，此为心脏伤所致也。

【十五　肾病源流】

肾有水火两病。火病者龙火腾炽，上烁为害也。其证有口热咽干，

① 哕（yuē）：同"哕"，干呕。

烦心，心如悬，喝喝而喘，面如漆柴，咳唾有血等类。水病者，寒湿之淫所胜为灾也。其证有跗肿骨痛阴痹，时眩清厥，腹大胫肿，喘咳身重，寝汗头项痛，饥不欲食，寒气自伤，意不乐等类。以肾脏本水火之宅也，水不足者，勿扑其火，须滋阴之源以配之；火不足者，勿伤其水，须益火之源以配之。此阴平阳秘之法，在各脏皆然。而尤以肾为最重。考之经籍，《内经》云：邪在肾则病骨痛阴痹。阴痹者按之而不得，腹胀腰痛，大便难，肩背颈项痛，时眩。又云：脾传之肾，名曰疝瘕。少腹冤热而痛，出白，一名曰蛊。《难经》云：久坐湿地，强力入水，则伤于肾。又云：外证善恐，数欠面黑。内证脐下有动气，按之牢若痛，其病逆气，少腹急痛，泄利下重，足胫寒而逆。

【十六　脾病源流】

脾掌太仓之运量，而以升为德。其部当水谷之海，故恶湿。其病遂不外湿淫热郁两端。湿由水气，病则壅，壅则伤气，气虚而不运，必腹胀胃痛，肠鸣飧泄，身重，食不化。热由火气，病则不濡，不濡则伤血，血枯而燥，必胃气厚，善饥，肉痿，足不能行，善瘦，脚下痛，口干，舌本强，食即吐，饮不下，烦心，水闭，黄疸，脾约，皆脾经病也。治之者，务使三焦之气，流转和通，则土润而升，不忧其燥，而火气不得病之；土健而运，不忧其湿，而水气亦不得病之矣。《内经》云：脾气虚则四肢不用，五脏不安，实则腹胀，大小不利。又云：邪在脾胃，则病肌肉痛。阳气有余，阴气不足，则热中善饥；阳气不足，阴气有余，则寒中肠鸣腹痛。《难经》云：外证面黄，善噫善思善味；内证当脐有动气，按之牢若痛。其病腹胀满，食不消，体重节痛，怠惰嗜卧，四肢不收，有是者脾也，无是者非也。至于脾统四脏，脾有病恒波及之。四脏有病，亦恒待养于脾。故脾气充四脏皆赖煦育，脾气绝四脏不能自生。东垣因谓后天之本绝，较甚先天之根绝，非无故也。治内伤杂证，务须顾及。

【十七　肝病源流】

肝为藏血之脏，中寄一阳。其体柔而刚，直而升，其性条达而不可郁，其气偏于急而激暴易怒，故其为病也多逆。逆则头痛耳聋，颊肿目瞑，两胁下痛引少腹，善怒善瘕，四肢满闷。虚则目无见，耳不聪，善恐，如人将捕之。经病则腰痛不可俯仰，丈夫疝癫[1]，妇人少腹肿。甚则嗌干面尘，色脱遗溺癃闭。其郁与胜，必侵及乎脾。脾受木邪，则胸满呕逆飧泄。总而计之，其为寒热虚实，邪气侵克。本经自病，与经气相加，种种诸证，其由肝之不足者，固可勿论。即属有余，亦由肝之阴不足，故有郁胜所生病也。夫肝气之逆，因肝志之郁，然虽郁不可用攻伐。经故曰：以辛散之，以辛补之也。肝火之实，因肝血之虚。然既虚则不得废滋养。经故曰：以酸收之，以甘缓之也。至若阴邪犯入，必阴厥，阴厥宜温，是补肝之气也。阴虚不荣，必阳厥，阳厥宜清，是凉肝之血也。气则温补，血则清凉，尚有肝木之病哉。《内经》云：有所坠堕，恶血留内，有所大怒，气上不下，积于胁下，则伤肝。又云：邪在肝，则两胁中痛，恶中恶血在内。又云：肝藏血，血舍魂，肝气虚则恐，实则怒。又云：肝病者，两胁下痛引少腹，令人善怒。又云：肺传之肝，病名肝痹，一名厥，胁痛出食，肝热者，色苍而爪枯。《难经》云：外证面紫而青，善怒；内证脐左有动气，按之牢若痛。其证四肢满闭，脉涩，便难，转筋。

下编 | 内科分论

一、时病

（三）咳嗽

【伤风咳嗽】

[症象]　憎寒壮热，头痛眼眶痛，自汗恶风，鼻塞涕流，痰结肺管，咳嗽不已。

[原因]　肺家伏热，外冒风邪，束于肌表，肺热不得发泄。

[诊断]　脉多浮大，浮紧风寒，浮数风热，浮缓风湿，浮滑风痰。

[治疗]　脉浮紧，恶寒发热，羌活汤。头痛，眼眶痛，干葛汤。脉浮数，自汗身热，加味泻白散。表邪尽散，痰结肺管，咳嗽不止者，苏子杏仁汤。肺中伏热，家秘泻白散。

---

[1] 癫（tuí）：阴部病。

[方药]

● 羌活汤

羌活　防风　荆芥　桔梗　甘草　柴胡　前胡

● 葛根汤

干葛　柴胡　防风　荆芥　桔梗　甘草

● 加味泻白散

桑白皮　地骨皮　甘草　防风　荆芥　桔梗

● 苏子杏仁汤

苏子　杏仁　桔梗　枳壳　防风　半夏　瓜蒌霜

● 家秘泻白散

桑白皮　地骨皮　甘草　黄芩　石膏

【伤寒咳嗽】

[症象]　头痛身痛，恶寒发热，无汗喘咳。

[原因]　时令寒邪，外袭皮毛，内入于肺，不得外伸，郁而发热，则肺内生痰，恶寒无汗，头痛喘咳。

[诊断]　若见浮紧，里未郁热。若见浮洪，肺已郁热。紧而带数，为寒包热。

[治疗]　脉浮紧，寒伤肺，未郁热者，冬月麻黄杏仁汤。若三时，恶寒身热，咳嗽，前方加石膏半夏。寒伤肺，郁而变热者，羌防泻白散。三时，寒伤肺者，通用此方。

[方药]

● 麻黄杏仁汤

麻黄　杏仁　桔梗　甘草

● 羌防泻白散

桑白皮　地骨皮　甘草　羌活　柴胡　葛根　防风

【伤湿咳嗽】

[症象]　身重身痛，或发热有汗，或面目浮肿，或小便不利，骨节烦疼，气促咳嗽。

[原因]　或时行雨湿，或坐卧湿所，或湿衣所侵，肺主皮毛，皮毛受湿，则身重鼻塞之症作矣。

[诊断]　脉多濡软，浮缓风湿，沉紧寒湿，沉数湿热，沉涩湿郁。

[治疗]　带表症，防风胜湿汤。湿热壅肺，神术泻肺汤。汗后兼利小便，通苓散。古人有清肺则小便自利，此则利小便而肺自清也。

[方药]

● **防风胜湿汤**　家秘治风湿咳嗽。

防风　荆芥　葛根　白芷　桔梗　甘草

● **神术泻肺汤**　家秘治伤湿咳嗽。

苍术　石膏　桑皮　地骨皮　桔梗　甘草

● **通苓散**　利湿清肺之方。

麦门冬　淡竹叶　车前草　赤茯苓　木通

【伤暑咳嗽】

[症象]　身热引饮，内热烦躁，外反恶寒。或身痛口渴，咳嗽身倦。

[原因]　时值夏秋，或气虚身弱，触冒暑湿。或热甚于中，偶感时行，内外夹攻，蒸酿胸胃之间，上熏于肺。

[诊断]　《经》曰：脉虚身热，得之伤暑。又云：伤暑之脉，濡软者多。大抵右寸口脉，或虚或数。

[治疗]　身热引饮，内热烦躁者，石膏知母汤。身痛口渴，外反恶寒，十味香薷饮、泻白益元散。外冒暑邪，内伤积热者，凉膈散。脉虚身热，气虚身乏之人，清暑益气汤。

[方药]

● **石膏知母汤**　家秘治暑热伤肺。

石膏　知母　桔梗　桑白皮　地骨皮　甘草

● **十味香薷饮**

香薷　厚朴　白扁豆　陈皮　白茯苓　苍术　黄柏　升麻　葛根
桑白皮　地骨皮　甘草

● **泻白益元散**

桑白皮　地骨皮　甘草　水煎调益元散服。

● 凉膈散

山栀　黄芩　川黄连　大黄　桔梗　天花粉　连翘　薄荷　玄参
甘草

● 清暑益气汤　治气虚伤暑，补中救肺之方。

黄芪　苍术　升麻　人参　白术　陈皮　神曲　泽泻　黄柏　葛根
当归　麦冬

【伤燥咳嗽】

[症象]　口渴唇焦，烦热引饮，吐痰不出。或带血缕，二便赤短，喘急咳嗽。

[原因]　天行燥烈，燥从火化，肺被燥伤，则失清降。

[诊断]　多见躁疾，或见数大，或见沉数，或见浮急。

[治疗]　石膏泻白散，清燥救肺汤，人参白虎汤。口渴，加门冬饮子。

[方药]

● 石膏泻白散　家秘治燥火伤肺喘咳之症。

石膏　知母　桑白皮　地骨皮　甘草

● 清燥救肺汤

桑叶　石膏　人参　麦门冬　枇杷叶　杏仁　真阿胶　甘草

● 人参白虎汤　治口渴，唇焦，烦热，引饮，脉见沉数。

人参　石膏　知母　甘草

● 门冬饮子

天门冬　麦门冬　桑白皮　枳壳　桔梗　荆芥　甘草

【伤热咳嗽】

[症象]　咽喉干痛，面赤潮热，夜卧不宁，吐痰黄浊。或带血腥臭，烦躁喘咳，每咳自汗。

[原因]　湿热行令，热伤肺气。或时令应寒而反温，应凉而反热。

[诊断]　右脉洪数，洪为肺火，数为里热。洪数而滑，肺热痰结。

[治疗]　寸口脉大，家秘泻白散。面赤潮热，柴胡饮子，栀连清肺饮。

脉数而实，吐痰黄浊，凉膈散加川贝母。烦躁喘嗽带血腥臭，犀角地黄汤加山栀、黄芩。

[方药]

● 家秘泻白散

桑白皮　地骨皮　甘草　川连　黄芩

● 柴胡饮子

柴胡　黄芩　人参　大黄　广皮　甘草　当归　白芍药

● 栀连清肺饮

山栀　川连　桔梗　甘草　杏仁　天花粉　黄芩　薄荷

● 凉膈散　见暑饮。

● 犀角地黄汤

犀角　生地　牡丹皮　白芍药

【肺咳】

[症象]　气急喘咳，痛引缺盆，右胁下洒淅恶寒，或右臂筋吊痛，痰咯难出。或吐白涎，口燥声嘶，此肺咳之症也。肺咳不已，大肠受之，大肠咳状，则遗矢粪水也。

[原因]　或真阴不足，劳伤火动；或肺脾素燥，不慎辛热炙煿；或恼怒思虑忧愁动火，三者皆能伤其肺以成咳嗽也。

[诊断]　右寸洪数，肺受火刑。或见迟细，肺气不足。或见滑数，肺有热痰。或见沉数，郁火内伏。

[治疗]　右寸洪数，泻白一物汤、清肺饮。脉见迟细，人参补肺饮、人参生脉散、琼玉膏。肺有热痰，青黛海石丸、节斋化痰丸。久嗽肺虚，百花膏主之。

[方药]

● 泻白一物汤　即泻白散加黄芩。

● 清肺饮

桔梗　甘草　杏仁　天花粉　黄芩　山栀　薄荷　连翘

● 人参补肺饮

人参　麦冬　五味子　天冬　米仁　黄芪　百合　炙甘草

● 人参生脉散

人参　麦门冬　北五味

● 琼玉膏

生地　白茯苓　人参

● 青黛海石丸

青黛　海石　瓜蒌仁　川贝母

● 节斋化痰丸

瓜蒌霜　天冬　海石　青黛　连翘　桔梗

● 百花膏

款冬花　百合

等分为末，煎膏蜜收。

【脾咳】

[症象]　咳而右胁下隐隐作痛，痛引心脾，神衰嗜卧，面色痿黄，腹胀黄肿，身重不可以动，动则咳剧，此脾经咳嗽之症。脾咳不已，则胃受之，胃咳之状，咳而呕，甚则长虫出。

[原因]　或膏粱积热，湿热蒸酿，脾胃之火，上熏于肺。或土不生金，母虚子病，则为脾虚肺损。

[诊断]　右寸洪数，肺家有火。右关弦急，积热肠胃。寸口虚大，肺气不足。右关微弱，中气衰弱。

[治疗]　肺有热者，家秘泻白散。脾胃热积，栀连二陈汤。肺气不足，生脉散。土不生金，四君子汤。有痰，六君子汤。虚热，加丹皮、山栀。热甚，加栀、连。

[方药]

● 家秘泻白散　见伤热咳。

● 栀连二陈汤

陈皮　半夏　甘草　山栀　黄连　茯苓

[生脉散]　见肺咳。

● 四君子汤

人参　白术　茯苓　甘草

● 六君子汤　前方加半夏、陈皮。

【心咳】

[症象]　咳则心痛，喉中介介如梗状，甚则舌肿咽痛，此心咳之症也。心咳不已，则小肠受之，小肠咳状，咳而失气，气与咳俱失。

[原因]　焦心劳思，心火妄动，金被火囚，肺叶焦满，为喘为咳。或心血不足，心气亏损，心神不安，上为喘咳。

[诊断]　左寸洪数，心经有热。右寸洪数，肺家有热。左寸细数，心经虚火。右寸细数，肺经虚热。

[治疗]　左寸洪数，导赤各半汤、朱砂安神丸。右寸洪数，家秘泻白散。右寸虚数，人参平肺散。

[方药]

● 导赤各半汤

生地　木通　甘草　黄连　麦冬　山栀　赤茯苓　车前子　灯心

● 朱砂安神丸

朱砂　黄连　甘草　生地　麦冬　当归　远志　白茯苓

● 家秘枯芩散

枯黄芩　地骨皮　甘草　石膏　麦冬　瓜蒌　杏仁　百合

● 人参平肺散

人参　桑白皮　甘草　地骨皮　拣冬①　橘红　川贝母

【肝咳】

[症象]　咳则两胁痛，痛引小腹。或寒热往来，面青色筋急，此肝经咳嗽。肝咳不已，则胆受之，胆咳之状，咳呕胆汁，而口为之苦。

[原因]　肝气怫郁，肝火时动，火盛刑金，则为喘咳。或肝经少血，肝气亏损，则木燥火生，亦为喘咳。

[诊断]　左关弦数，或见弦急，肝经有热。或见弦细，或见弦涩，肝经少血。

---

① 拣冬：即"麦冬"，下同。

［治疗］　左关弦数，泻青各半汤。寒热往来，宜柴胡饮子。左关弦细，加味逍遥散。

［方药］

● 泻青各半汤　家秘治木火刑金，咳嗽胁痛。

黄芩　山栀　桑白皮　地骨皮　甘草

● 柴胡饮子

柴胡　黄芩　陈皮　甘草　人参　大黄　当归　白芍药

● 加味逍遥散

白芍药　当归　白茯苓　甘草　柴胡　白术　广皮　丹皮　山栀

【肾咳】

［症象］　咳则腰痛，五心烦热，涌泉热，阴火上炎，时见干咳，痰味带咸，此肾经咳嗽也。肾咳不已则膀胱受之，膀胱咳状，咳则遗溺。

［原因］　有劳伤肺气，则金不生水。有色欲过度，则真阴涸竭，水虚火旺，肾火刑金。有真阳不足，水泛为痰。

［诊断］　左尺滑数，真水不足。或见沉实，肾经有火。右尺虚软，肾气不足。或反浮大，真阳外越。

［治疗］　劳伤肺气，金不生水，生脉散合四君子汤。左尺滑数，知柏天地煎。真阴涸竭，人参固本丸、三才丹。右尺虚软，生脉散。真阳不足，八味丸主之。

［方药］

● 生脉散

● 四君子汤　二方俱见肺咳。

● 人参固本丸

人参　天门冬　麦门冬　生地　熟地

● 三才封髓丹

天冬　人参　熟地

● 知柏天地煎

天门冬　地黄　知母　黄柏

● 八味丸　即六味丸加附子、肉桂。

【气虚咳】

[症象]　面黄肌瘦，气怯神离，咳嗽吐痰，痰色清稀，饮食减少。

[原因]　或劳役过度，肺气有伤。或饮食劳倦，中气有损。脾伤则土不生金，肺伤则气怯喘嗽。

[诊断]　右寸脉微，肺气有损。右关脉濡，中气不足。寸关皆涩，脾肺俱虚。浮软者生，数实不得卧者死。上气喘急，面肿肩息，脉浮大者死。

[治疗]　土旺则金生，宜四君子汤、参术膏。损其肺者益其气，补中益气汤。润肺即是补肺，琼玉膏、生脉散。久嗽不止，百花丸。

[方药]

● 参术膏

人参　白术

● 补中益气汤

黄芪　白术　人参　炙草　陈皮　当归身　升麻　柴胡　生姜大枣

● 琼玉膏

● 生脉散

● 百花丸　三方见肺咳。

【血虚咳】

[症象]　盗汗自汗，潮热骨蒸，下午嗽多，形体黑瘦，五心烦热。

[原因]　形役阳亢，阴血亏损，血虚则内热，煎熬真阴，阴火日旺，肺金被克。

[诊断]　左寸细数，肺阴有损。中部脉弱，气不生血。左脉弦数，肝火煎熬。两尺细数，肾虚水竭。

[治疗]　血虚补血，海藏四物汤、归芍地黄汤、天地煎。虚寒之人，血脱益气，四君子汤合生脉散。虚热之人，肝肾阴虚，龙雷之火，刑肺而嗽者，宜敛阴降火，家秘肝肾丸合黄芩泻白散。

[方药]

● 海藏四物汤

熟地　白芍药　牡丹皮　当归

● 归芍地黄汤

生地　归身　白芍药　枸杞　丹皮　知母　人参　甘草　地骨皮

● 天地煎

天门冬　熟地

● 四君子汤　见前脾咳。

● 生脉散　见前肺咳。

● 家秘肝肾丸

当归　白芍药　天冬　地黄　知母　黄柏

● 黄芩泻白散　见前肺咳。

【食积咳】

[症象]　每至五更嗽发，嗽至清晨。或吐痰味甜，胸前饱闷。

[原因]　食滞中焦，不能运化，成痰成饮，每至五更，痰火上升。

[诊断]　气口洪大，或见沉滑，或见沉数，或见沉实。

[治疗]　脉沉滑，胸满闷者，二陈平胃散、三子养亲汤。若沉数而滑，加栀、莲。肺火上升，咳嗽汗出，石膏泻白散加枳、桔。

[方药]

● 二陈平胃散

熟半夏　白茯苓　广皮　甘草　熟苍术　厚朴

● 三子养亲汤

莱菔子　山楂子　紫苏子

● 石膏泻白散

桑白皮　地骨皮　甘草　枳壳　桔梗　石膏

【积热咳】

[症象]　面赤烦躁，嗽则多汗，夜卧不宁，清晨嗽多，小便赤涩。

[原因]　膏粱积热，酒客浩饮，热气聚于中焦，阳明受热，肺被火刑。

［诊断］　右关长大，或见浮洪，或见洪数。

［治疗］　家秘清胃汤，以清中焦。咳嗽不已，家秘泻白散。热结大肠，枳壳黄连汤。

［方药］

● **家秘清胃汤**

升麻　生地　川连　山栀　甘草　干葛　石膏

● **家秘泻白散**　见前伤风咳。

● **枳壳黄连汤**

枳壳　川连　甘草

［杂论］　积热咳嗽，得食暂停，少顷复发，嗽而多汗，栀连保和散合家秘泻白散。以多汗而定内有积热，不独咳嗽一症。以多汗而以清热主治，亦不独治咳嗽一症。例如胃病胸胁痛，痛即汗出，亦为火痛，即身表发热。若见多汗，亦用清热主治。如前外感咳嗽条身热身痛，咳嗽，本表症也。若一见多汗口渴，而在夏秋，不作伤寒表症而治，又作伤暑主治。同一咳嗽发热恶寒身痛，而应发表，应清里，下手分别。惟以有汗无汗，渴而引饮二症上端的。又如夏秋热病，若身热身痛，无汗发热，此为内伏暑热，外冒表邪，当服羌独败毒散，或羌活冲和汤。若见咳嗽，兼用荆防泻白散，先散表邪。若身热多汗，口渴引饮，即用白虎汤清里。兼咳嗽者，家秘泻白散、清燥汤清里。

二、杂病

（十六）不卧

【表热不卧】

［症象］　发热身痛，无汗烦热不得卧，太阳经表热症也。目痛鼻干，身大热不得卧，阳明经表热症也。时寒时热，寒热往来不得卧，少阳经表热症也。

［原因］　风寒伤于太阳，郁而发热，则烦热不得卧。风寒伤于阳明，郁而发热，则烦躁不得卧。风寒伤于少阳，郁而发热，则懊侬不得卧。

［诊断］　人迎浮紧，太阳表热。右关洪长，阳明表热。左关浮弦，少阳表热。

［治疗］　太阳表热不得卧而无汗者，羌活汤。阳明表热不得卧，干葛

升麻汤。少阳表热不得卧，小柴胡汤。

[方药]

● 羌活汤　治无汗发热，与麻黄汤同功。

羌活　独活　柴胡　前胡　防风　荆芥　甘草　川芎

● 干葛升麻汤

干葛　升麻　桂枝　芍药　甘草

【里热不卧】

[症象]　身热汗出，渴而引饮，小便不利，太阳经里热也。烦渴消水，口燥唇焦，大便坚结，阳明经里热也。寒热口苦，胁痛干呕，少阳经里热也。

[原因]　太阳失用解表，则传膀胱之本。阳明失用解表，则传阳明之里。少阳失用解表，则传少阳之里。邪热传里，则烦躁不得卧矣。

[诊断]　左尺沉数，太阳里热。右关沉数，阳明里热。左关弦数，少阳里热。

[治疗]　太阳里热，五苓散，家秘用木通羌活汤。阳明里热，白虎汤。有下症者，承气汤下之。少阳里热，家秘黄芩汤。

[方药]

● 五苓散

猪苓　泽泻　白术　肉桂　白茯苓

● 白虎汤

知母　石膏　粳米　甘草

● 家秘木通羌活汤

木通　桔梗　羌活　荆芥

● 家秘黄芩汤

黄芩　山栀　柴胡　甘草

【血热不卧】

[症象]　昼则了了，夜则发热，睡中盗汗，心烦惊起，此血伏邪热之症也。

[原因]　阳邪陷入血分，则阴被阳乘，正所谓血中伏火，阴分不宁。

［诊断］　脉多沉数。左关沉数，少阳血热。左尺沉数，太阳血热。右关沉数，阳明血热。

［治疗］　清阴中伏火，丹溪有知柏四物汤。左尺沉数，加羌活、独活。左关沉数，加柴胡、山栀。右关沉数，加升麻、葛根。睡中盗汗，时时惊醒，当归六黄汤。

［方药］

◉　当归六黄汤

当归　黄连　黄芩　黄柏　黄芪　生地黄　熟地黄

【气热不卧】

［症象］　昼则发热，夜则身凉，是阳气伤于阳分而不得卧也。昼则发热烦躁，夜亦发热烦躁，是气受邪热，重阳无阴而不得卧也。

［原因］　春温夏热，阳火炽盛，气分受邪，则发热闷乱，烦躁不宁。

［诊断］　脉多浮数。左脉浮数，太阳有热。左关弦数，少阳有热。气口浮数，阳明有热。

［治疗］　左脉浮数，羌活败毒散加黄柏、知母。左关数大，柴胡饮子。右关洪数，白虎汤。骨节烦热，地骨皮散。

［方药］

◉　羌活散　即败毒散加黄柏、知母。

◉　柴胡饮子

柴胡　黄芩　广皮　人参　甘草　大黄

◉　地骨皮散

地骨皮　柴胡　知母　黄芩　人参　甘草

【余热不卧】

［症象］　表汗已出，表邪已退，身不发热，但睡中盗汗，小便色黄，夜多烦躁，口苦舌干，不得安睡。

［原因］　热病时，或出汗束未彻，邪留经络。或热气未除，得谷太早，补其邪热，则生烦躁，而夜不得安卧矣。

［诊断］　脉见细数，或见沉数。左尺数者，太阳余热。左关数者，少

阳余热。右关数者，阳明余热。

[治疗]　太阳余热，五苓散、木通羌活汤下。少阳有热，栀子柴胡汤。阳明有热，竹叶石膏汤。

[方药]

● 木通羌活汤　见前里热不卧。

● 栀子柴胡汤

山栀　柴胡　黄芩　竹茹　知母　甘草

● 竹叶石膏汤

知母　石膏　竹叶　甘草

【虚烦不卧】

[症象]　身表已凉，口虽作渴，不能消水，二便清利，神气懒怯，时时欲睡，时时惊醒。

[原因]　或发汗太过，亡其津液。或误下伤里，中气受伤。或妄用吐法，重伤上焦氤氲之气。

[诊断]　脉多虚软，或见虚涩。若见空大，中气衰极。若见细数，精血已竭。若见迟缓，真阳不足。

[治疗]　脉见空大者，补中益气汤加黄柏、知母。脉见细数者，生脉散合凉天地煎。真阳不足，心神失守者，枣仁远志汤，甚则八味肾气丸。

[方药]

● 补中益气汤

人参　白术　当归　黄芪　广皮　甘草　升麻　柴胡

● 凉天地煎　见痿症。

● 枣仁远志汤

枣仁　远志　当归　白茯神　白芍药　麦冬　龙眼肉

【肝火不卧】

[症象]　胁肋时胀，夜卧常惊，口渴多饮，腹大如怀，小腹季胁，牵引作痛，痛连阴器。

[原因]　或因恼怒伤肝，肝气怫郁。或尽力谋虑，肝血有伤。肝主藏

血，阳火扰动血室，则夜卧不宁矣。

[诊断]　左关独大，或见弦数，或见弦滑。寸关洪大，木火通明。寸关沉数，木燥火生。关大连尺，龙雷火升。

[治疗]　恼怒伤肝，肝火拂逆，疏肝散。谋虑伤肝者，四物汤加山栀、川连。木燥火生者，龙胆泻肝汤。左尺脉大，家秘肝肾丸。

[方药]

● **疏肝散**

柴胡　苏梗　青皮　钩藤　山栀　白芍药　广皮　甘草

【胆火不卧】

[症象]　膈塞不利，胁肋胀满，胆火乘脾也。心烦躁乱，恍惚不宁，胆涎沃心也。甚则目黄目赤，夜不能寐。

[原因]　或因肝胆怫郁，木不条达。或酒食不节，湿热聚于胆家。或恼怒伤肝，胆气上逆，煅炼胃汁，成痰成饮，则夜不得卧矣。

[诊断]　右关弦大，胆火乘脾。左关弦数，胆火不宁。寸关弦滑，胆涎沃心。

[治疗]　胆火乘脾者，清胆竹茹汤。左关独大，龙胆泻肝汤加胆星。胆涎沃心者，胆星汤合泻心汤、牛黄清心丸。

[方药]

● **清胆竹茹汤**

柴胡　黄芩　半夏　陈皮　甘草　竹茹

● **胆星汤**

陈胆星　橘红　苏子　钩藤　石菖蒲　甘草

● **泻心汤**　见前肺热肿。

● **牛黄清心丸**

真牛黄　犀角　羚羊角　辰砂　陈胆星　天竺黄　麝香　薄荷叶　雄黄　防风　冰片

【肺壅不卧】

[症象]　喘咳气逆，时吐痰涎，右胁缺盆，牵引作痛，甚则喘息倚

肩，卧下气逆。

[原因]　或肺素有热，金被火刑。或肺家有痰，肺气闭塞。或肺燥液干，肺热焦满。或肺家有寒，肺气不利。

[诊断]　右寸数大，金被火刑。若见沉滑，肺痰内停。寸口细数，肺液干枯。寸脉沉迟，肺受寒凝。

[治疗]　肺素有热者，家秘泻白散。痰壅肺窍者，苏子杏子汤加半夏、瓜蒌仁。肺燥液干者，家秘润肺饮。肺有寒者，家秘温肺汤。

[方药]

● 家秘泻白散

桑白皮　地骨皮　甘草　黄芩　山栀　川黄连

● 苏子杏子汤

苏子　杏仁　半夏　瓜蒌仁　枳壳　桔梗

● 家秘润肺饮

米仁　百合　杏仁　人参　天门冬　麦冬　知母　五味子

● 家秘温肺汤

款冬花　生姜　广皮　百部　苏子　桔梗

【胃实不卧】

[症象]　胸前满闷，不思饮食，嗳气吞酸，恶心呕吐。或头眩眼黑，睡则气逆，盖胃不和卧不安之症也。

[原因]　胃强多食，脾弱不能运化，停滞胃家，成饮成痰，中脘之气，窒塞不舒，阳明之脉，逆而不下。

[诊断]　右关滑大，痰多火少。滑而若数，火痰相兼。滑大沉实，胃中食滞。

[治疗]　右关滑大不数，二陈平胃散加石菖蒲、海石最佳。滑大数实，二陈平胃散加栀、连。若大便坚结，导痰汤。胃脘作痛者，方可用滚痰丸下之，甚则小胃丹，但不可多服。

[方药]

● 导痰汤

胆星　橘红　半夏　枳壳　甘草　白茯苓

● 滚痰丸

青礞石　大黄　黄芩　沉香

● 小胃丹

芫花　甘遂　大戟　大黄　黄柏

【血虚不卧】

[症象]　心烦躁乱，夜卧惊起，口燥舌干，五心烦热，此心血不足，心火太旺之症也。

[原因]　曲运神机，心血耗尽，阳火旺于阴，中则神明内扰，而心神不宁。

[诊断]　左寸细数，沉按多疾。若见钩洪，心火旺极。肝脉若数，木火通明。尺脉若数，水竭火盛。

[治疗]　阴虚则阳必旺，故心血不足，皆是火症，宜壮水之主，以制阳光。治宜滋阴降火，用归芍天地煎、黄连安神丸。虚人，天王补心丹。

[方药]

● 归芍天地煎　即天地煎加当归、白芍。

● 黄连安神丸

● 天王补心丹　二方见心痹。

【气虚不卧】

[症象]　二便时滑，目漫神清，气怯倦怠，心战胆寒，时时欲睡，睡中自醒，喜热恶冷。

[原因]　真阳素乏，木不生火，心气虚则心主无威，心神失守，而夜卧不安。

[诊断]　左寸浮散，按之无神。左关无力，木不生火。肝肾脉迟，水中无火。肝肾脉浮，真阳无根。

[治疗]　脉散无神，人参养荣汤、归脾汤。肝肾脉迟者，八味丸。左关脉弱者，补肝散。脉若带数，即非心气虚，乃心血不足，不得妄引此条。

[方药]

● 人参养荣汤

人参　白芍药　陈皮　黄芪　桂心　当归　白术　甘草　熟地　茯苓　五味子　远志

● 归脾汤

当归　白术　人参　甘草　白茯苓　木香　远志　黄芪　枣仁　龙眼肉

● 补肝散　见肝痹。

[杂论]　不得卧之症，诸经皆有，主热者多。在外感门，有表热、里热、半表半里热，有气分热、血分热，有余热未尽，汗下太过诸条。在杂症门，则里热多而无表热者也，以此为辨。

《妇科学讲义》评述

《妇科学讲义》分为上、下编。上编为妇科概论，引用《内经》《金匮》《备急千金要方》《证治准绳》《医宗金鉴》《傅青主女科》等历代中医典籍中的相关理论，总论妇女生理特点、病理特性，妇科病的辨治要点、用药法程。间以西医妇科学理论补充中医未备，其中不乏秦氏独到的见解。讲义下编为妇科各论，从月经病、带下病、胎产、杂病四部分来讲解中医妇科病证，每个病证则从症象、原因、诊断、治疗、方药为纲进行分述。后附杂论以详细论述每类病证的辨证论治思路与法

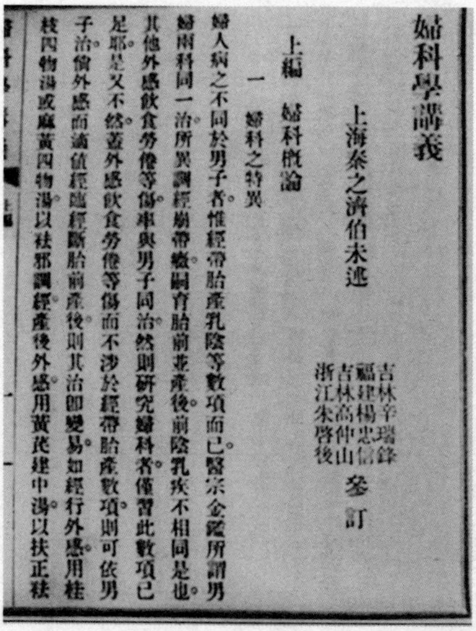

婦科學講義

上海秦之濟伯未述

吉林辛瑞鋒　福建楊忠信　吉林高仲山　浙江朱啓後　參訂

上編　婦科概論

一　婦科之特異

婦人病之不同於男子者。惟經帶胎產乳陰等數項而已。醫宗金鑑所謂男婦兩科同一治。所異調經崩帶癥。嗣育胎前並產後。前陰乳疾不相同是也。其他外感飲食勞倦等傷。率與男子同治。然則研究婦科者。僅習此數項已足耶。是又不然。蓋外感飲食勞倦等傷。而不涉於經帶胎產數項。則可依男子治。倘外感而適值經臨經斷胎前產後。則其治即變易。如經行外感。用桂枝四物湯或麻黃四物湯。以祛邪調經。產後外感。用黃芪建中湯。以扶正祛

图 24 《妇科学讲义》

则。本书体现了作者以症为主，据症寻因，参以脉象，定其治法的辨证论治主张，且简明实用，为民国时期较规范的中医妇科学教材，对后世临床处方用药亦有很好的指导作用（图24）。

《妇科学讲义》辑录

上编 | 妇科概论

一、妇科之特异

妇人病之不同于男子者，惟经、带、胎、产、乳、阴等数项而已。《医宗金鉴》所谓："男妇两科同一治，所异调经崩带症，嗣育胎前并产后，前阴乳疾不相同。"是也。其他外感、饮食、劳倦等伤，率与男子同治。然则研究妇科者，仅习此数项已足耶？是又不然。盖外感、饮食、劳倦等伤而不涉于经、带、胎、产数项，则可依男子治。倘外感而适值经临经断，胎前产后，则其治即变易。如经行外感，用桂枝四物汤或麻黄四物汤，以祛邪调经；产后外感，用黄芪建中汤以扶正祛邪，与通常之仅用麻黄、桂枝者大异。故妇科之专病有限，而妇科之变化无涯，即妇科虽属专科，不可不明内科之一切方法。今人以为妇科可以独立，不免如坐井观天、蠡管测海，其所见不广，奚能尽变化之能事乎？至若《金匮》于月经胎产之外，列为三十六病①，曰三痼：①羸瘦不生肌肉；②绝产乳；③经水闭塞。曰五伤：①两胁支满痛；②心痛引胁；③气结不通；④邪思泄利；⑤前后痼寒②。曰七害：①窍孔痛不利；②中寒热痛；③小腹急坚痛；④脏不仁；⑤子门不端引背痛；⑥月浣③乍多乍少；⑦害吐。曰九痛：①阴中痛伤；②阴中淋漓痛；③小便即痛；④寒冷痛；⑤经来腹痛；⑥气满痛；⑦汁出阴中如虫啮痛；⑧胁下痛；⑨腰胯痛。曰十二癥：

---

① 至若《金匮》于月经胎产之外，列为三十六病：据《备急千金要方·卷四妇人方·赤白带下崩中漏下第三》所载，为"三痼、五伤、七害、九痛、十二癥"，详见后文。
② 痼寒：原文为"痛冷"，据《备急千金要方·卷四妇人方·赤白带下崩中漏下第三》改。
③ 月浣：即月经。

①所下之物如膏；②如黑血；③如紫汁；④如赤肉；⑤如脓①痂；⑥如豆汁；⑦如葵羹；⑧如凝血；⑨如清血，血似水②；⑩如米泔；⑪如月浣乍前乍却③；⑫如经度不应期。凡此三十六种，《千金》俱有方治可稽也。

二、妇科之概治

妇科中有数种肯定之训诫，如经事前期为热，后期为寒；又胎前宜凉，产后宜温等等，最足误事。夫医家难于识病，正以病症复杂，苟能如此规定，只须检方投服，何必诊断耶。考其以经前为热、经后为寒者，因血得热则妄行，血得寒则凝沍④也。以胎前宜凉、产后宜温者，以胎火易动，产虚中寒也。宁知气虚不能摄血，经亦先期，可用清凉乎？血枯不能流溢，经亦后期，可用辛热乎？胎前受寒，能守凉之训乎？产后病热，能守温之诫乎？倘初学时印象太深，临诊时必受拘束，虽有识见，亦必疑迟而不敢放胆用药。罔论不能成名医，抑且不能医一病，此最不可从者也。更有怀孕受病，相戒⑤胎堕，下恐伤胎，消亦恐伤胎，热恐伤胎，温亦恐伤胎，以至任何方法不敢用，惟选轻浅平淡之药与之，卒至药不能伤胎，亦不能去疾。《内经》云："妇人重身，毒之何如……有故无殒，亦无殒也……大积大聚，其故可犯也，衰其大半而止，过则死。"其云过则死者，即大毒治病，十去其六之旨。云有故无殒者，即有病、病受之意，未尝言胎病以轻浅平淡为合格也。尤有拘执者，以带下为湿热入于带脉，竟用黄柏、乌鲗骨等。不复知脾虚而带脉弛缓者，非用参术升麻不可；肝郁而带脉失和者，非用归芍柴胡不可；火盛者，可用黄连、大黄之凉泄；虚甚者，可用金樱、芡实之固摄。卒至带下之病，鲜见痊愈，且视为十女九带，无关重要。亦有以威喜丸为珍品者，其丸用茯苓、黄蜡合成，正所谓味同嚼蜡耳。

三、妇科之诊断

妇科诊断，妊娠为难，妊娠之脉，前后非一，若为分别，约有三期。

---

① 脓：原文为"浓"，据《备急千金要方·卷四妇人方·赤白带下崩中漏下第三》改。
② 如清血，血似水：原文为"如清水"，据同上改。
③ 如月浣乍前乍却：原文为"如月浣"，据同上改。
④ 沍（hù）：冻结。
⑤ 相戒：指施诊者预防某事发生。

一者，胎初结时，其气未盛，血供其求，阴因受蚀，故阴脉比阳脉小弱，而见涩滞之象。《金匮》曰："妇人得平脉，阴脉小弱……名妊娠。于法六十日当有此证……"李濒湖论涩脉曰：妇人非孕即无经，涩为血少。即仲景小弱之义，此妊娠初期之脉也。三四月以后，经血因蓄久而渐充，向之弱者，今则转为强矣。阴脉既强，遂呈搏动之象，《素问》所谓："妇人手少阴脉动甚者，任子也。"，又"阴搏阳别，谓之有子。"皆属此期，《千金方》所谓三月脉数是矣。此妊娠中期之脉也。胎既成熟，脉又转平，《素问》曰："何以知怀子之且生，身有病而无邪脉也。"曰"无邪脉"，其脉之调和可知。夫阴阳调和，而胎落子出，亦犹天地交泰而云腾雨施矣。此妊娠末期之脉也。至于三者之中，中末二期最易别，初期最难辨。盖妇人见涩脉，主有孕，亦主不月。故脉法[1]云：孕为胎病，无孕血竭。滑伯仁云："女人有孕为胎痛，无孕为败血。"又云。尺涩，女人月事虚败，若有孕主胎漏不安。史载之曰：肝脉涩而不绝，尺脉微陷，心脉滑，是孕。若肝脉涩，而尺脉急长，为败血，为积血，非孕。由是以观，前人对于妇人涩脉，固明明有两说，学者遇此，务须体认。

四、妇科之药法

用药有一定之法程，而实无一定之规则，贵能随机变化，逢症权宜。近世治妇科者，执几纸调理血分之方，即谓能操宰妇女各病，甚有以当归为妇女必要之药，四物汤为妇女必用之方。岂知妇女虽以血为先天，当归虽惯用于经病，而血枯经闭、内热烦渴，能用当归之辛窜否？血崩欲脱、眼目昏暗，能收四物补益之效否？亦有以为妇女善郁，一见胸闷腹胀，即许为肝气，浪用沉香、郁金、枳壳、青皮之属。焉知理气之品，俱能耗气燥血，气未必舒，水木先槁，积而久之，委成不治。皆不从内科基本上作整个之研究故也。虽然若习内科，而见吐血则一味凉腻，见遗精则一味填涩，其流弊正五十步与百步，尚何道哉？

十、月经之研究

女子届成熟之年龄，行经乃其主要之特征，一如草本之开花结实，

---

① 脉法：出自明李中梓《诊家正眼》。

所以表示其长成也。经者，由子宫或兼输卵管按时所排出之黏液与血也，女子时届二七，任脉通，太冲脉盛，肾气充，情窦开，经血渐盈，应时而下。通常以二十八日一次者为多，每次三日至七日，其量四两至六两，在此期内，名曰"行经期"。经之初至，大率始自成年，迟早因地而异，南方早于北方，居温带之人，约十四岁始行。居乡村者，较居城邑者为迟。当其来潮之时，卵巢及子宫均发生变化，起于卵巢之变化，即卵巢少少充血，格拉夫氏胞破裂而排出其中之卵子。格拉夫氏胞破裂之状况：因此胞含有胞液之内壁，具有细胞之颗粒膜，其细胞之一侧，包有卵子而为丘状，名之为卵阜，胞液之量，随于时期之进而渐次增加。其胞始为椭圆形，至后变而为圆形，渐渐向卵巢之表面而进，终乃其一部突出于表面，其突出之部分，抵抗较少，故内容逐渐增大，遂至由此部破裂。及既破裂，遂排出胞液及卵子。而当胞欲破裂之时，输卵管之剪彩部近接于卵巢，而为拥抱之状，承受其排出之肥液卵子等，悉纳于输卵管内，输卵管内之细毛，更为自动的运动，而送于子宫中，卵子如得妊娠，则即留于子宫内而渐次发育，否则即排出体外。其起于子宫之变化，即子宫少少柔软，子宫黏膜肿胀而粗松，其上皮剥脱，子宫黏膜所有之黏液腺起脂肪变化，黏膜充血，小血管破裂或即不破裂。其血管壁亦必发生变化，而血液微微溢出，此月经出血之原因。故月经时之血液，常为涓滴之泌出，不至迸射而下也。至若月经之起，其目的在于欲使卵子易附着于子宫之黏膜面，而格拉夫氏胞将破裂时，子宫黏膜正在充血，及胞既破裂，而卵子将来子宫之顷，子宫黏膜之表层，剥离而成为创面。俾卵子易于附着其上，故妇女之受孕，亦多以月经方净后为最易也。

 下编 ┃ 妇科分论·月经篇

一、月经

【月经先期】

[症象] 月经先期，色赤而多。或只有数点，犹如残红，别无兼症。

[原因] 多者，由于肾中水火交旺；少者，由于肾火旺而水亏。以先

期乃火盛之征，多寡则水分之验也。

[诊断]　尺脉洪滑，水火有余。若见细数，水亏火旺。

[治疗]　水火有余，但清其热，不必泄水，清经散。水亏火旺，但补其水，不必泄火，两地汤。

[方药]

● 清经散

丹皮　地骨皮　酒炒白芍　熟地　青蒿　云茯苓　黄柏

● 两地汤

生地　元参　白芍　麦冬　地骨皮　阿胶

【月经后期】

[症象]　月经后期，涩滞而少，色泽不鲜，或见沉黑。

[原因]　后期多属虚寒不足之象，亦有阴火内烁血热而过期者，则由水亏血少，燥涩使然。

[诊断]　脉来微细，或沉或弦，或迟或涩，责之无火；若见虚数，责之火燥。

[治疗]　无火者，温养气血，通经四物汤或温经摄血汤。火燥者，清火滋阴，知柏八味丸。

[方药]

● 通经四物汤　月经过期不行，血虚有寒。

当归　熟地　白芍　香附　蓬莪　苏木　木通　川芎　肉桂　甘草　红花　桃仁

● 温经摄血汤

熟地　白芍　川芎　白术　柴胡　五味子　肉桂　续断

● 知柏八味丸

熟地　山萸　丹皮　山药　泽泻　云苓　知母　黄柏

【月经或先或后】

[症象]　经来断续，或前或后，并无定期。

[原因]　肝气郁结不舒，肝郁则肾亦郁，子母俱病也。

［诊断］　左关脉弦，肝气之结。尺脉沉涩，肾气亦郁。

［治疗］　舒肝之郁即舒肾之郁，宜定经汤。

［方药］

● 定经汤

菟丝子　白芍　当归　熟地　山药　云苓　黑荆芥　柴胡

【月经忽来忽断】

［症象］　月经忽来忽断，时疼时止，寒热往来。

［原因］　行经之际，风吹寒袭，肝气闭塞，腠理经络各为不宣，此感之轻者也。甚则有热入血室而变为如狂之症者。

［诊断］　脉浮而弦，外感气郁。若见弦数，热入血室。

［治疗］　补肝之血，通其郁而散其风，方用加味四物汤。热入血室，用加减小柴胡汤。（伤寒更有刺期门之法）

［方药］

● 加味四物汤

熟地　白芍　当归　川芎　白术　丹皮　玄胡　甘草　柴胡

● 加减小柴胡汤

柴胡　黄芩　甘草　桃仁　丹皮　丹参　白芍　红花

【经行腹痛】

［症象］　经前腹痛数日，而后行经，经多紫黑块。或行经之后，少腹疼痛。

［原因］　或由冲任受寒，或由肝火不宣，或由肝气郁滞。

［诊断］　脉沉而迟，寒邪内聚。脉弦而数，火气内郁。脉弦不滑，肝气之滞。

［治疗］　寒宜温经，大温经汤。火宜清泄，宣郁通经汤。气宜疏肝，调肝汤。

［方药］

● 大温经汤

治冲任虚损，月候不调，或产后瘀血停留，少腹急痛。

吴茱萸　丹皮　白芍　肉桂　人参　当归　川芎　阿胶　炙甘草　麦门冬　半夏

● 宣郁通经汤

白芍　当归　丹皮　山栀　白芥子　柴胡　香附　川郁金　黄芩　生甘草

● 调肝汤

山药　阿胶　当归　白芍　山萸肉　巴戟　甘草

【月经过多】

[症象]　经水过多，行后复行，面色萎黄，身体倦怠，困乏更甚。

[原因]　血虚不能归经，遂使再行而不胜困乏；亦有血热妄行不能驾驭者。

[诊断]　软弱无力，血虚不摄。左关数动，血热流溢。

[治疗]　大补气血，引之归经，加减四物汤。清经平火，洁其源流，补阴丸。

[方药]

● 加减四物汤

熟地　白芍　当归　川芎　白术　黑芥穗　山萸　续断　甘草

● 补阴丸

熟地黄　黄柏　知母　龟板　天冬　枸杞　白芍　五味子

【月经过少】

[症象]　经行极少，点滴而来，或一日即止，经色淡而不浓。

[原因]　血虚不充，不足之象也。

[诊断]　脉来虚细，或涩或迟。

[治疗]　但宜培养，慎毋通利，滋阴至宝汤。

[方药]

● 滋阴至宝汤

治经水不调及因郁生劳、潮热咳嗽、盗汗等症。

当归　白术　白芍　茯苓　陈皮　贝母　知母　香附　地骨皮　麦

秦伯未讲义

门冬　柴胡　甘草

【年老经水复行】

［症象］　年在五十外，或六七十岁，经忽复行，或下紫血块，或如红血淋。

［原因］　妇人七七之外，月经已竭，其复来者，非精过泄而动命门之火，即气郁甚而发龙雷之炎，二火交发，血乃妄溢。乃血崩之渐，不可不慎。

［诊断］　右尺细弱，肾阴不足。右尺滑数，相火不伏。

［治疗］　大补肝脾之气血，安老汤主之。

［方药］

● 安老汤

人参　黄芪　熟地黄　白术　当归　山萸　阿胶　黑芥穗　甘草　香附　木耳炭

【年未老经先断】

［症象］　年未七七，经水先断。

［原因］　或为血枯而源流告竭，或为心、肝、脾三脏之气郁。

［诊断］　脉细血虚。脉弦气阻。虚中见弦，气血同病。

［治疗］　血虚者濡养之，柏子仁丸。气阻者疏畅之，益经汤。

［方药］

● 柏子仁丸　治室女经闭成痨。

柏子仁　牛膝　卷柏　泽兰叶　续断　熟地黄

● 益经汤

熟地　柴胡　当归　白术　山药　白芍　枣仁　丹皮　沙参　杜仲　人参

【经前泄水】

［症象］　经未来前，先泄水三日，而后行经。

［原因］　脾属湿土，脾虚则土不实，土不实则湿更甚，故经水将动，

而脾先不固也。

[诊断] 左关脉濡，气虚湿盛。

[治疗] 不在先治其水，而在先补其气，宜健固汤。

[方药]

● 健固汤

人参　白术　白茯苓　巴戟　薏苡仁

【经前便血】

[症象] 经行前一日。大便先出血。

[原因] 心肾不交，胞胎之血，两无所归，流于大肠。

[诊断] 左寸涩小。心营不足。尺部涩小，肾阴不足。

[治疗] 大补心肾，顺经两安汤主之。

[方药]

● 顺经两安汤

当归　白芍　熟地　山萸肉　人参　白术　麦冬　黑芥穗　巴
戟　升麻

【经行发热】

[症状] 经行身体发热，或恶风，或不恶风。

[原因] 或由感邪，或由内热，或由经后血虚。

[诊断] 脉来①浮缓，表邪外客。或数或细，血虚内热。

[治疗] 表邪，桂枝四物汤发之。内热，加味地骨皮饮清之。血虚内
热，六神汤补而凉之。

[方药]

● 桂枝四物汤

桂枝　当归　川芎　芍药　熟地

● 加味地骨皮饮

当归　生地　白芍　丹皮　地骨皮　川芎　胡黄连

---

① 来：原文为"未"，根据文义改。

● **六神汤**

黄芪　地骨皮　当归　川芎　生地　芍药

【经行吐衄】

[症象]　经行或吐血，或衄血。

[原因]　经前吐衄，为内热迫涌其血。经后吐衄，为血虚热扰于内。

[诊断]　脉象俱数，或数兼洪，或数兼细。

[治疗]　经前宜三黄四物汤泻之，经后宜犀角地黄汤清之。

[方药]

● **三黄四物汤**　即四物汤加大黄、黄芩、黄连。

● **犀角地黄汤**

犀角　生地　赤芍　丹皮

[杂论]　月经之病，不外或前或后，乍多乍少，时发疼痛等候为最多，总名之曰"月经不调"。夫经者，常也。一月一行，循乎常道，以象月盈则亏，不调则反常而灾殄①至矣。方书或以趱②前为热，退后为寒，其理近是，实则不可尽拘。假如脏腑空虚，经水淋漓不断，频频数见，未可便断为热。又如，内热血枯，经脉迟滞不来，未可便断为寒，必须察其见症。审系脉数内热，唇焦口燥，畏热喜冷，斯为有热；脉迟腹冷，舌淡口和，喜热畏冷，斯为有寒。阳脏阴脏，于斯而别。再问其经来，血多色鲜者，血有余也；血少色淡者，血不足也。将行而腹痛拒按者，气滞血凝也；既行而腹痛喜手按者，气虚血少也。然后选方投药，应手自效。而期间血枯、血滞，虚实对峙，治法水火，尤当体认。盖滞者，阻滞也，有血在内而不通也；枯者，枯竭也，无血在内而不通也。阻滞者，因邪气之结塞，血有所逆也；枯竭者，因冲任之亏耗，源断其流也。凡妇女病损，至旬月半载之后，未有不闭经者，正因阴竭，所以血枯，故或以羸弱，或以困倦，或以咳嗽，或以血热，或以饮食减少，或以亡血失血，及一切无胀无痛，无阻无滞，

---

① 灾殄：殄，病；灾殄指疾病。
② 趱（zǎn）：赶。

而经有不至者，无非血枯经闭之候。欲其不枯，莫如养营；欲使其通，无如充之。但视雪消则春水自来，血盈则经脉自至，源流汩汩[①]，孰能阻之哉。若不论有滞无滞，浪用开导之药，其有甚者，专以桃仁、红花之类，快利为事。岂知血滞者可通，血枯者不可通，血既枯矣，而复通之，则枯者愈枯，其与榨干汁无异，皆不辨枯滞虚实之故也。又妇人经闭，其治较易；室女经闭，其治较难。胎产乳子之后，血气空虚。经水一时不至，俟其气血渐回，经脉自通。室女乃浑全[②]之人，气血正旺，不应阻塞。其闭也，若非血海枯竭则经脉逆转。血海枯则内热咳嗽，鬓发焦而成怯症；经脉逆转，则失其顺行之常，而为吐为衄。此又调经中所恒宜省察者也。

《实用中医学》评述

《实用中医学》也是秦伯未在两次全国中医教材编辑会议后编写的实用性较强的综合教材，包括《生理学》《病理学》《诊断学》《内科学》《药物学》（图25）等十二种讲义。其虽未明确使用学校，但却是秦氏作为全国中医教材编撰委员会常务理事，为整理规范教材所作，也是两次教材会议精神的体现。

全套教材基本以传统中医理论为纲，分类

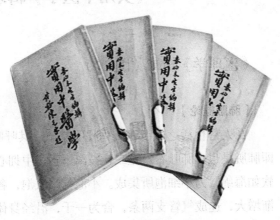

图25 《实用中医学》讲义

---

① 汩汩（gǔ gǔ）：原指水流声，引申为疏通、通畅。
② 浑全：完整、完全。此指未有婚孕胎产伤损。

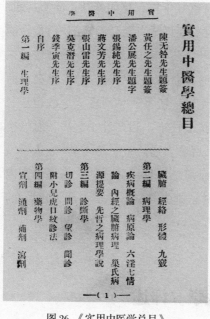

图 26 《实用中医学总目》

概括，阐述的内容大都以中医医理为主，同时也有部分讲义加入了西医学知识以作补充。教材中引用了不少前人的观点，除《内经》等一些经典著作之外，还包括明清医家乃至近代医家的学术思想。作者在编写时注重医理的简明精要以及临床常见疾病的治疗，尤其在临床类教材中，较少出现大篇幅的理论阐述，取而代之的是各种常见病各种不同治疗方法，其中还包括作者个人的经验之谈，更适于学员的临床运用（图 26）。

《实用中医学》辑录

《生理学》辑录（图 27）

【肺脏概论】

吾人营生活之最要者，为呼吸空气。其呼吸之机关，谓之呼吸器，即肺脏是也。肺叶右三左二，披离下垂，中拥心脏，充塞于胸腔。质松软如海绵，为小细泡所集成。小泡称曰气泡，各连细管，众管凑合，逐渐增大，遂成气管支两条，合为一干，沿经身体中线，名曰气管，至咽喉通鼻及口。左右两肺各成一囊，中有气管细支，分条繁密。然与胸腔剖开时，欲摘取之，则见其忽而退缩有似象皮袋，惟虽易收缩，而恒能充塞胸间者，似空气遍通于鼻口气管气管支，压令气泡涨大故也。胸壁内有薄膜一层，强韧光泽，称曰肋膜，其裔片覆包肺表。而肋膜与肺膜之间，不使外气稍入。故胸壁苟完，则气压在中而不由外，能令肺张大。若一破裂，空气阑入肋膜内，则气压于肺，内外维均，而肺质收缩矣。肺动脉起自右心室，分入两肺，枝枝相分，遂成毛管，缭绕气泡如网罗。再汇集成肺静脉，归至左心耳。气泡及毛管之壁薄且润，使血液易接空气，盖周身回流之静脉血，呈暗红色者，一经肺之气泡壁，收得空中氧气，而自排放碳酸

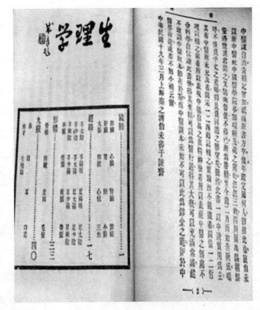

图27 《生理学》

气，乃化暗红为鲜红，而回于心脏，再输氧气，以及于全身。夫肺一吸氧气纳入，一呼碳气吐出，于以换气转血，实司人身重要之机能。此我国修养家所以以此调息为先也。

《内科学》辑录（图28）

【三消病论治】

《经》云：渴而多饮为上消，消谷善饥为中消，口渴小便如膏者为下消。三消之症，皆燥热积聚也。大法，治上消者，宜润其肺，兼清其胃，二冬汤主之；治中消者，宜清其胃，兼滋其肾，生地八物汤主之；治下消者，宜滋其肾，兼补其肺，地黄汤、生脉散并主之。夫上消清胃者，使胃火不得伤肺也；中消滋肾者，使相火不得攻胃也；下消清肺者，滋本源以主水也。三消之治，不必专执本经，而滋其化源，则病易痊矣。书又云：饮一溲一，或饮一溲二，病势危急。仲景用八味丸主之，所以安固肾气也；而河间则用黄芪汤和平之剂，大抵肺肾虚而不寒者，宜用此法。又按仲景《少阴篇》云：肾经虚，必频饮热汤以自救，乃同气相

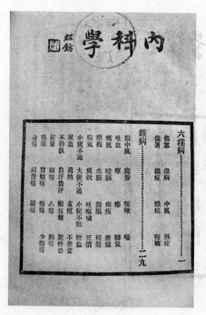

图28 《内科学》

求之理。今肾经虚寒，则引水自灌，虚寒不能约制，故小便频数，似此不必与消症同论，宜用理中汤，加益智仁主之。然予尝见伤暑发喘之症，小便极多，不啻饮一而溲二者，用六味加知柏而效。可见此症，又由肾经阴虚而得。治宜通变，正当临症制宜，未可一途而取也。

● **二冬汤** 治上消。

天冬二钱去心 麦冬三钱去心 花粉一钱 黄芩一钱 知母一钱 甘草五分 人参五分 荷叶一钱

● **生地八物汤** 治中消。

生地三钱 山药一钱五分 知母一钱五分 麦冬三钱 黄芩一钱 黄连一钱 黄柏一钱 丹皮一钱五分 荷叶二钱

● **生脉散**

麦冬二钱 人参一钱 北五味十五粒

● **黄芪汤** 治肺肾两虚，饮少溲多。

黄芪三钱 五味子一钱 人参 麦冬 枸杞子 大熟地各一钱五分

承澹盦讲义

《针科学讲义》

医家生平

承澹盦（1899—1957 年），原名启桐、秋悟，江苏江阴人，我国近现代最著名的针灸学家和中医教育家之一，是现代针灸学科的奠基人，澄江针灸学派创始人（图 29）。少时随父学医，后进入上海中西医函授学校学习。1925 年开始独立行医，1928 年在苏州望亭创办了中国最早的针灸学研究社，后又在无锡堰桥重建中国针灸学研究社，并扩建为中国针灸讲习所。1933 年 10 月，创办了中国历史上最早的针灸刊物《针灸杂志》。1934 年秋承澹盦赴日本考察该国针灸

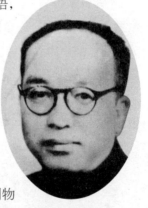

图 29　承澹盦

现状和办学情况，被东京针灸高等学校授予针灸专攻士学衔，是近现代国际针灸学术交流的第一位中国学者。在日期间承澹盦发现了《铜人经穴图考》和我国早已失佚的元代滑伯任的《十四经发挥》，使这部古典珍籍失而复得。1936 年回国后创办了针灸疗养院，1937 年 2 月中国针灸讲习所更名为中国针灸医学专门学校，先后培养了学员 3 000 多人。抗战期间，依然坚持行医、授课，其创办的分校遍及南方各省及香港和东南亚地区。1951 年，中国针灸学研究社在苏州司前街恢复社业，承澹盦带病参加教学和管理。1954 年 9 月筹办江苏省中医院和江苏中医进修学校（南京中医药大学的前身），并任第一任校长。1955 年当选为中国科学院学部委员、中华医学会副会长，被誉为中国针灸一代宗师。

承澹盦在学术上主张衷中参西，并注重临床实践。主要著作有《中国针灸治疗学》《中国针灸学》《针科学讲义》《铜人经穴图考》《针灸治疗实验集》《校注十四经发挥》《针灸精华》《经穴图解》《伤寒论新注》《子午流注针法》等 15 种，还翻译了日本《针灸真髓》《经络治疗讲话》《经络之研究》等针灸专著 5 种。

《针科学讲义》评述

《针科学讲义》（图 30）是中国针灸医学专门学校讲义，反映了承澹盦先生涉古猎今，参照中外，理论精深的学术特色。全书共分四部分。第一部分为"针科学讲义"，分二十六节。先生凭数年之临床观察，复参酌日人针学讲义而着手，极其讲究中西文化之交融。入录的日人观察常多元而细致，所引古书古法则附编者之按语，使针道光明，读者豁然。第二部分为"灸科学讲义"，共三十节。前二十六节对灸法起源、灸治原理、艾灸准备、治疗方法、灸后处理等均作了详尽交代，尽其大概。后四节以大量日人实验结果，来阐述近代对灸法的研究。讲述分人分篇，内容充分，提请学者不仅要知灸法之方法，更要研究治病之所以然，使灸法能不断发扬光大。第三部分为"经穴学讲义"，共分总论、经穴篇和附录篇三节。以穴论经，以点成线。阐述穴位前，详述人体周身名位及骨度分寸，后加以各经循行经文、脉歌、总穴歌、

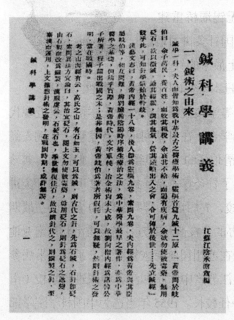

图 30 《针科学讲义》

经穴分寸歌四个项目来详述十二正经及奇经八脉，读之朗朗上口，便于记忆。更以图文并茂的方式，从解剖、部位、主治、摘要、取法、针灸等六个方面细细详述十二正经和奇经八脉之每个穴位。另对经外奇穴及经穴异名也分别予以说明。第四部分为"针灸治疗讲义"，先分门列穴，后以症状、病因、治疗、治理四项分述各种临床疾病之治疗。纵观通篇讲义，由浅入深，涵盖针、灸两方面内容，针为主，灸为辅。针之经络、穴位和治疗均一一详述，灸则以方法简介及日人研究总结为主，是现代针灸学创新与发展的思想源泉，更是近代不可多得的针灸学教材和针灸临床必备书籍。

《针科学讲义》辑录

第一部分 ｜《针科学讲义》（图31）

十二、刺针之目的

《内经》有曰："欲以微针通其经脉，调其血气。"又曰："虚则实之，满则泄之，菀陈则除之，邪胜则虚之。"此古人用针之目的也。从今日科学目光观察之，通经脉，调气血，即为刺激其神经与血管，使血行流畅也。虚则实之，满则泄之，即近代针医谓之"虚则补之，实则泻之"是也。所谓虚，乃某组织机能之减退也。所谓实，乃某组织机能之亢奋也。菀陈则除之，邪胜则

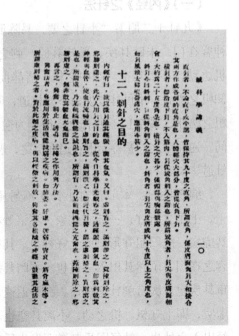

图31 《针科学讲义》刺针

虚之，无非散其瘀血充血而已。

再言之，兴奋、制止、诱导三种之作用与方法。

兴奋法者，专应用于生活机能减弱之疾病，如肺萎、肝虚、脾弱、肾衰、筋骨麻木等，所谓"虚则补之"者。对于此类之疾病与以轻微之刺激，兴奋其各组织之神经，鼓动其生活之机能，以达疗治之法也。

制止法者，与兴奋法绝然反对。对应用于生活机能之亢进所发生之疾病，如知觉神经过敏，发生疼痛；运动神经过兴奋，发生痉挛；内脏神经太旺盛，发生某种分泌过多，宜与强力之刺激，以制止之、镇静之、缓解之之法也。即《内经》所谓"实则泻之，邪胜则虚之"之法也。

诱导法者，即头有疾，取之足，于距离患部之处，与以刺激，使其部血管扩张，导去其患部之充血瘀血，或病之产出物，以达疗治之目的，所谓"微者随之"之法也。

其他如暴者夺之，菀陈则除之，即今之放血法、刺血法也。

十九、进针后之手技

（一）《内经》之针法

《九针十二原》："小针之要，易陈而难入。粗守形，上守神，神乎，神客在门，未睹其疾，恶知其原？刺之微，在迟速。粗守关，上守机。机之动，不离其空。空中之机，清静而微。其来不可逢，其往不可追。知机之道者，不可挂以发；不知机道，叩之不发。知其往来，要与之期。粗之暗乎，妙哉！工独有之。往者为逆，来者为顺。明知顺逆，正行无间。逆而夺之，恶得无虚？追而济之，恶得无实？迎之随之，以意和之，针道毕矣。"

编者按曰：本节首言小针之不易施，故曰易陈而难入也。继分粗工、上工之所守，一徒守迹象，不谙妙机；一知守神，能观病原，而知其虚实，故曰粗守形，而上守神也。其得神之妙者，知病之在何经，如客之在门，了然其出入之道也。不睹其疾，不知其原，言施针不可不先审其疾也。次言刺针之真谛，在乎迟速，守穴中之妙机，以适应病体之虚实，即上守机。机之动，不离其空也。夫空者，关节之空间也，即神经出入之处也。神经因受刺激而发生反射，与局部筋肉收缩，是即机之动也。粗工不知，仅按其关节而刺之，以为尽针之能事矣，此其所以名下工也。神经之机能微妙，不可思议。因神经细胞之活泼与否，发生反射机能有强弱之分。如其强也，不能使之更强；如其弱也，不能使其再弱。故曰其来不可逢，其往不可追。欲知反射强弱之妙机，乃在指端，非可得闻，而得可见也。惟有熟练之上工乃能之。乘其反射力之如何，而应以适当之手技，所谓知机之道也。粗工不知此妙机，即不知其往来，故曰暗也。所谓往来者，指神经反射，感应之起止也。当其起也谓之来，当其止也谓之去。粗工不知其起止，坐失时机，已止矣而尤击之，故曰往者为逆。上工能乘其起，而应用其手技，故曰来者为顺。能明往来，即知顺逆，所谓"应其衰而彰之，因其实而虚之"。调正其机能之盛衰，达疾病之驱除。迎而夺之，即"实而虚之"也。追而济之，即"衰而彰之"也。迎、夺、追、济，能随己意而和之。所谓得心应手，尽用针之能事矣。

（三）近代诸贤补泻之针法

【四明陈会之针法】

随咳进针，至适度后微停少止，由右手大指、食指持针细细摇动，进退搓捻，其针如手颤之状，谓之催气。约行五六次，觉针下气紧乃行补泻之法：如针左边而用泻法，以右手大指、食指持针，以大指向前，食指向后，以针头轻提往右转，食指连搓三下，略退出半分许，谓之三飞一退；行五六次，如觉针下沉紧是气至极矣；再轻提左转一二次，令人咳嗽一声，随声出针。如针泻右边，则以左手持针捻运，大指向前，食指向后，针头转向左边①，依前法行之。若为补法，随病人吸气转针，其手技却与泻法相反：针左边之补法，以左手大指、食指持针，食指向前，大指向后，捻针头转向右边，针穿入一二分；停少时，以指轻弹三下；于是以大指连搓三下，针头转向左，深进一二分，谓之一进二飞。连行五六次，觉针下沉紧，是气已至足，令病人吸气一口，随吸出针，急以手按其穴。如针右边，则以手捻拨，食指向前，大指向后，依前法

---

① 左：原作"右"，据文义改。

承澹盦讲义

149

行之；如背上中行，在男子则左转为补、右转为泻；腹上中行则右转为补，左转为泻。女人反之，背中行右转为补，左转为泻，腹中行左转为补，右转为泻。

第二部分 |《灸科学讲义》(图 32)

六、艾灸之特殊作用

日本东京针灸学院院长坂本贡氏曰："在人体与以温热之刺激，其最适宜之燃料莫如艾叶，因其有种种特长也。兹就施灸言之，艾叶燃烧将终，在瞬息间，艾之温热直入深部，感觉上似有一种物质直刺之状，且发生畅快之感觉。若试以燃热之火箸或烟草，只觉表面热痛而无此等感觉。且灸点在同一点上，不论何壮，皆有快感。其灸迹与以极强按压，或水浸，或热蒸，皆不变。若何异状，如斯妙处，实为灸时特有之作用。发明用艾灸治，诚古人之卓见也"云。按板氏之说，与中国本草所谓性温而下降之说相合，编者以为艾灸之特殊作用不在热，而在其特具之芳香气味。中国对于芳香性之药，每谓其行气散气。夫行气散气，乃神经之一种兴奋传达现象与神经细胞之活泼现象。艾灸后之得觉快感，即艾之芳香气味由皮下淋巴液之吸收，而渗透皮下诸组织。于是，神经因热与芳香之两种刺激起特殊兴奋，活力为之增加之所致，因而发挥其固有之作用而病邪解决。

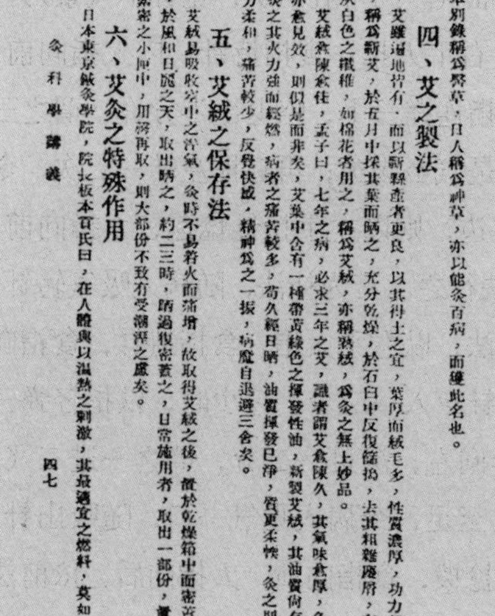
本草別錄稱爲醫草，日人稱爲神草，亦以能灸百病，而獲此名也。

四、艾之製法

艾雖遍地皆有，而以蘄縣產者更良，以其得土之宜，葉厚而絨毛多，性質濃厚，功力最大，稱爲蘄艾，於五月中採其葉而晒之，充分乾燥，於石臼中反復篩搗，去其粗雜渣屑，存其灰白色之纖維，如棉花者用之，稱爲艾絨，亦稱熟絨，爲灸之無上妙品。

艾絨愈陳愈佳，孟子曰，七年之病，必求三年之艾，識者謂艾愈陳久，其氣味愈厚，灸病亦愈見效，則似是而非矣，艾葉中含有一種帶黃綠色之揮發性油，新製艾絨，其油質尚存，灸之其火力強而經燃，病者之痛苦較多，苟久經日晒，油質揮發已淨，質更柔軟，灸之則火力柔和，痛苦較少，反發快感，精神爲之一振，病魔自退避三舍矣。

五、艾絨之保存法

艾絨易吸收空中之溼氣，灸時不易着火而痛增，故取得艾絨之後，當於乾燥箱中而密蓋之，於風和日麗之天，取出晒之，約二三時，晒過復密蓋之，日常施用者，取出一部份，盛於緊密之小匣中，用罄再取，則大部份不致有受潮溼之虞矣。

六、艾灸之特殊作用

日本東京鍼灸學院，院長板本貢氏曰，在人體與以溫熱之刺激，其最適宜之燃料，莫如

灸科學講義　四七

图 32 《灸科学讲义》

十三、灸术之医治工作

《灵枢经》曰："陷下则灸之。"是灸可以起阳之陷也。《医学入门》："虚者灸之，使火气以助元气也。实者灸之，使

实邪随火气而发散也。寒者灸之，使其气之复温也。热者灸之，引郁热之气外发也。"此皆言灸之医治作用也。寥寥数语，虽简略不详，已括尽灸法在医治上之功能矣。但吾人欲明其如何能助元阳、复温气、散实邪、发郁热，则须研究灸之作用安在，然以医学上之仪器不备，亦无从入手做研究，惟借助它山，引日人之研究作参考焉。

日本樫田、原田两学士之研究，谓施灸后，白血球显著增加，几达平时二倍。时枝博士研究白血球之增加，至第九日达最高度，以后能持续一个月。原博士之研究谓，施灸之初期，エオツン嗜好白血球增加，后淋巴腺白血球亦增加。同时，赤血球、赤血素亦增加，旺盛最良之营养。宫人氏之研究，谓与紫外线有共通作用。

从诸氏研究之结论，施灸后，有害物及细菌之飱食作用，与免疫体血液之新陈代谢，一致旺盛。因此，关于生活机能之诸种症变（如疼痛、痉挛）能使之镇静缓解；属于生活机能之衰弱不振，能使之鼓舞兴奋；关于充血瘀血，能使之解散与调节；其他营养增加，能抵抗一切病变而恢复健康。

复综合日人研究，证明灸有消炎、镇痛、鼓舞营养诸作用，深合古人之散热解郁，起陷复温之理。诚古人之卓识，后人之不能昌明而光大之，实有愧焉。

三十、五博士之灸之研究总括

五博士为：樫田，原田，青地，时枝，原博士。

第二、灸之关于白血球之影响。

（1）樫田、原田两博士之研究报告，在家兔之施灸，于二分钟内采其血而验之，白血球常见增多。最多时约为平常之二倍，少时亦有百分之三十四之增加。

（2）青地博士更以两氏之说为详细之观察，从时间上计算之。在家兔之实验，从施灸后十五分钟渐渐著明，在一二时间，达平常之二倍；至四五时间，略感稍稍减少；至八时间乃至十二时间，重复增加，其多时达二点五倍以上。其持续之时间，短者三日，长者一周间，平均为四五日。对于人体，亦行同样之实验，所得成绩与家兔之试验相同。施灸后，白血球立即增加；在一二时间，已达平常之二倍；在二十四五时间后，尚可认出其在增多中云。

（3）时枝博士之实验，白血球之增多在施灸后二至四时间为最多，平常约达二倍乃至三倍，其后即渐次减少，在二十四时复旧状云。

（4）原博士之报告，与以上四氏之报告，有若干异趣之点，即博士在施灸后，要确知白血球之增加或减少。对于家兔，一回施行十点七壮之灸，灸后立即在一定时间采血，继续一周间，检索其数之消长。由施灸之后，多少增加，在八时间前后，达至最高；满二十四时间，持续其高值；虽在第三日，认有多少减少，但数日间，又继续增加。更在同点，同壮数，每日反复，在四日外各七壮，在六周间连续施灸之动物，施灸中止后，约十三周间，持续的白血球增多。而在人体，大略亦为同一之成绩。于兹要注意者，在连续施灸之场合，有多少之相差。施术后，假性嗜酸性白血球之增加，虽比一回施灸时其程度低，而淋巴细胞则著明增加，为白血球增数之主因；而大单核细胞及移行型，施灸后一时减少，于一定时间后复旧；而盐基性嗜好细胞则不定。

以上由施灸，关于白血球之增加三者之意见大略一致，在时间的关系亦大致相同。惟关于白血球之种类，时枝、青地两博士断定，其增多之主因为中性多核白血球之增加；原博士则述为中性多核白血球增多，后为淋巴细胞之增多云。

第三部分 │《经穴学讲义》（图33）

第一节 总论

一、何谓经穴

兹就管见释之。穴者，为调整或预防脏腑百骸各种组织发生变应时之刺激点耳。经者，刺激点之反射线耳。以刺激点与反射线，暂为经穴之解释。

十四、十二经流注之时刻

"肺寅大卯胃辰宫，脾巳心午小未中。膀申肾酉[①]心包戌，亥三[②]子胆丑肝通。"此为后人根据平旦脉大会于手太阴，而测人身气血依时流注之韵文也。析言之谓，寅时气血注于手太阴肺，卯时注于大肠，辰时注于胃，巳时注于脾，午时注于心，未时注于小肠，申时注于膀胱，酉时注于肾[③]，戌[④]时注于心包，亥时注于三焦，子时注于胆，丑时注于肝。后世之子午流注八法开合，悉本于此而推演所得，针家奉为

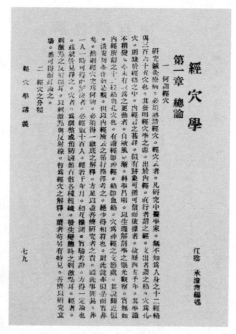

图33 《经穴学讲义》

治疗之捷径。古圣之心传，试就《内经》之脉度长短，穴之多寡言之。手少阴脉长三尺五寸，穴仅九位。足太阳脉长八尺，穴位六十有七。虽知多寡，相去甚远。如何得平均分配一时一经耶，即就上节经文言"一呼一吸脉行三寸，一日夜仍五十周于身"，亦不能定其一时常注于某经。以彼之矛，攻彼之盾，不击而自破矣。子午流注八法开阖，其根据即不能成立，实无苦研之必要。澹盦治症十余年，未尝及此，虽会一度研究，以其理不可通，旋即弃置。有好古者可于《针灸大成》习之。

十六、十二经循行经文

（四）足太阴脾经循行经文（图34）

脾足太阴之脉，起于大指之端（隐白穴），循趾内侧白肉际（沿趾内

---

① 肺寅大卯胃辰宫……膀申肾酉：原作"肺寅大卯胃辰通……早胱酉肾"，据明代张介宾《黄帝内经素问名家评注选刊类经：黄帝内经分类解析（下册）》改。
② 亥三：原作"亥焦"，据同上改。
③ 肾：原作"肝"，据李磊《子午流注纳甲法的研究和应用》改。
④ 戌：原作"戊"，同上改。

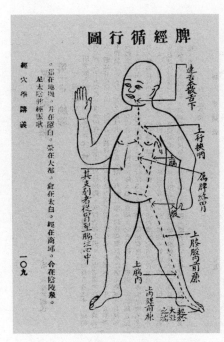

图34 《经穴学讲义》经络部分

侧赤白肉际而上），过核骨后（足大趾本节后起核骨，又名覈骨①），上内踝前廉（上内踝微前，商丘穴分），上腨内（走上足肚）。循胫骨后（由三阴上腨内，循胻骨后漏谷），交出厥阴之前（至地机之分），上膝骨内前廉（经膝之内侧血海，而至上箕门），入腹（过冲门，入腹内行），属脾，络胃（行于中下脘之分，会于脾，而络于胃），上膈，挟咽（由胃部腹哀处上膈，由周荣外曲折向上，至大包外折向上，会中府，行经人迎），连舌本（接于舌根），散舌下（转散舌下而终）。其支者，复从胃别上膈（由腹哀别行，经中脘之分，上膈），注心中（行膻中之里，注于心之分以交于手少阴）。

[按] 足太阴脾经穴凡二十一，左右共四十二。起于隐白，止于大包。络在公孙与大包，郄在地机，井在隐白，荥在大都，输在太白，经在商丘，合在阴陵泉。

【足太阴脾经脉歌】

太阴脾起大指端，上循内侧白肉际，核骨之后内踝前，上腨②循行经膝里，股内前廉入腹中，属脾络胃与膈通，侠喉连舌散舌下，支络从胃注心中。

【足太阴脾经总穴歌】

二十一穴脾中州，隐白在足大趾头，大都太白公孙盛，商丘三阴交

---

① 覈骨：原作"图骨"，据清代吴谦等编《御纂医宗金鉴·下册》改。
② 腨（shuàn 涮）：小腿肚子。

可求，漏谷地机阴陵穴，血海箕门冲门开，府舍腹结大横排，腹哀食窦连天溪，胸乡周荣大包随。

【足太阴脾经经穴分寸】

大趾内侧端隐白，节前陷中求大都（原作节后），太白白核白肉际，节后一寸公孙呼，商丘踝前陷中遭，踝上三寸三阴交，踝上六寸漏谷是，膝下五寸地机朝，膝下内侧阴陵泉，血海膝膑上内廉，箕门穴在鱼腹取，动脉应手越筋间，冲门横骨两端同，去腹中行三寸半，冲上七分府舍求，舍上三寸腹结算，结上三寸是大横，却与脐平莫胡乱。中脘之旁四寸取，便是腹哀分一段，中庭旁五食窦穴，膻中去六是天溪，再上寸六胸乡穴，周荣相去亦同然，大包腋下有六寸，渊腋之下三寸绊。

第二节　经穴篇

二、手阳明大肠经穴（图35）

4. 合谷

［解剖］　此处为第一手背侧骨间筋，有桡骨动脉，桡骨神经。

［部位］　在食指、拇指凹骨间陷中，即第一掌骨与第二掌骨中间之陷凹处。

［主治］　伤寒大渴，脉浮在表，发热，恶寒，头痛脊强，风疹寒热，痎疟，热病汗不出，偏正头痛，面肿，目翳，唇吻不收，瘖不能言，口噤不开，腰脊引痛，痿躄，小儿乳蛾，一切齿痛。

［摘要］　此穴为手阳明脉

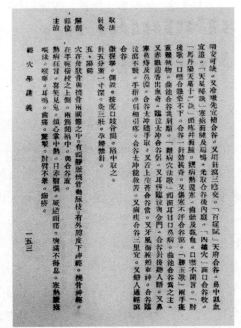

图35　《经穴学讲义》经穴部分

之所过，为原穴。《千金》：产后脉绝不还，针合谷三分，急补之。《神农经》：鼻衄，目痛不明，牙疼，喉痹，疥疮，可灸三壮至七壮。《兰江赋》：伤寒无汗，泻合谷，补复溜；若汗多不止，补合谷，泻复溜。《席弘赋》：手连肩脊痛难忍，合谷太冲随手取。又：曲池两手不如意，合谷下针宜细仔。又：睛明治眼未效时，合谷光明安可缺。又：冷嗽先宜补合谷，又须针泻三阴交。《百症赋》：天府、合谷，鼻中衄血宜追。《天星秘诀》：寒疟面肿及肠鸣，先取合谷后内庭。《四总穴》：面口合谷收。《马丹阳天星十二诀》：头疼并面肿，疟病热还寒，齿龋及鼻衄，口噤不开言。《肘后歌》：口噤眼合药不下，合谷一针效堪奇。又：伤寒不汗合谷泻。《胜玉歌》：两手酸重难执物，曲池合谷共肩髃。《杂病穴法歌》：头面耳目口鼻病，曲池合谷为之主。又：赤眼迎香出血奇，临泣太冲合谷侣。又：耳聋临泣与金门，合谷针后听人语。又：鼻塞鼻痔及鼻渊，合谷太冲随手取。又：舌上生苔合谷当。又：牙风面肿颊车神，合谷临泣泻不数。手指连肩相引疼，合谷太冲能救苦。又：痢疾合谷三里宜。又：妇人通经泻合谷。

[取法] 微握拳，侧置，按虎口歧骨间，陷中取之。

[针灸] 针五分至一寸深。灸三壮。孕妇禁针。

三、足阳明胃经穴

36. 三里

[解剖] 为前胫骨筋部，分布回反胫骨动脉及深腓骨神经。

[部位] 在膝眼下三寸，胻骨外廉。

[主治] 胃中寒，心腹胀痛，逆气上攻，脏气虚惫，胃气不足，恶闻食臭，腹痛肠鸣，食不化，大便不通，腰痛膝弱，不得俯仰，小肠气。

[摘要] 此穴为足阳明之所入，为合土穴。主泻胃之热，与气冲、巨虚、上下廉同。秦承祖：治食气水气，虫毒疬癣，四肢肿满，膝胻酸痛，目不明。华佗：疗五劳七伤，羸瘦虚乏，瘀血乳痈。《百症赋》：中邪霍乱，寻阴谷、三里之程。《席弘赋》：手足上下针三里，食癖气块凭此取。又：虚喘须寻三里中。又：胃中有积刺璇玑，三里功多人不知。又：气海专能治五淋，更针三里随呼吸。又：耳内蝉鸣腰欲折，膝下明

存三里穴。又：若针肩井须三里，不刺之时气未调。又：腰连胯痛急，便于三里攻其隘。又：脚痛膝肿针三里，悬钟二陵三阴交。又：腕骨腿疼三里泻。又：倘若膀胱气未散，更宜三里穴中寻。《天星秘诀》：耳鸣腰痛先五会，次针耳门三里内。又：若患胃中停宿食，后寻三里起璇玑。又：牙疼头痛并咽痹，先刺二间后三里。又：伤寒过经不出汗，期门三里先后看。《玉龙歌》：寒湿脚气不可熬，先针三里及阴交，再将绝骨穴兼刺，肿痛顿时立见消。又：肝家血少目昏花，宜补肝俞力便加，更把三里频泻动，还光益血自无差。又：水病之疾最难熬，腹满虚胀不肯消，先灸水分并水道，后针三里及阴交。又：伤寒过经犹未解，须向期门穴上针，忽然气喘攻胸膈，三里泻多须用心。《马丹阳十二诀》：能愈心腹胀，善治胃中寒，肠鸣并泄泻，腿股膝胫酸，伤寒羸瘦损，气蛊及诸般。《胜玉歌》：两膝无端肿如斗，膝眼三里艾当施。《灵光赋》：治气上壅足三里。《杂病穴法歌》：霍乱中脘可入深，三里内庭泻几许。又：泄泻肚腹诸般疾，三里内庭功无比。又：胀满中脘三里揣。又：腰连腿疼腕骨升，三里降下随拜跪。又：脚膝诸痛羡行间，三里申脉金门侈。又：冷风湿痹针环跳，阳陵三里烧针尾。又：大便虚闭补支沟，泻足三里效可拟。又：小便不通阴陵泉，三里泻下溺如注。又：内伤食积针三里。又：喘急列缺起三里。

[取法] 正坐，垂膝，以手掌复膝盖上，中指向下尽处，当胻骨外缘约一寸取之。

[针灸] 针一寸五分。灸三壮至百数十壮。

九、手厥阴心包络经穴

6. 内关

[解剖] 有尺骨动脉与静脉，正中神经。

[部位] 大陵上二寸，两腕间。

[主治] 中风失志，实则心暴痛，虚则心烦惕惕，面热目昏，支满，肘挛，久疟不已，胸满胀痛。

[摘要] 此穴为手厥阴心包脉之络脉，别走少阳者。《神农经》：心痛腹胀，腹内诸疾，灸七壮。《玉龙歌》：腹中气块痛难当，穴法宜向内

关防。《杂病穴法歌》：舌裂出血寻内关，太冲阴交走上部。又：腹痛公孙内关尔。又：一切内伤内关穴，痰火积块退烦潮。又：死胎阴交不可缓，胞衣照海内关寻。《席弘赋》：肚疼须是公孙妙，内关相应必然疗。《百症赋》：建里、内关，扫尽胸中之苦闷。《标幽赋》：胸满腹痛针内关。《兰江赋》伤寒四日太阴辨，公孙照海一同行，再用内关施绝法。

[取法] 从腕横纹正中直上二寸，两筋间陷中取之。

[针灸] 针五分。灸五壮。

十三、任脉穴

4.关元

[解剖] 有下腹动脉，下腹神经。

[部位] 石门下一寸。

[主治] 积冷，诸虚百损，脐下绞痛，渐入阴中，冷气入腹，少腹奔豚，夜梦遗精，白浊，五淋，七疝，溲血，小便赤涩，遗沥，转胞不得溺，妇人带下，瘕聚，经水不通，不妊，或妊娠下血，或产后恶露不止，或血冷，月经断绝。

[摘要] 《玉龙歌》：传尸痨病最难医，涌泉出血免灾危，痰多须向丰隆泻，气喘丹田亦可施。《席弘赋》：小便不禁关元妙。又：若是七疝小腹痛，照海阴交曲泉针，关元同泻效如神。《玉龙歌》：肾气冲心得几时，若得关元并带脉。又：肾强疝气发甚频，关元兼刺大敦穴。

[取法] 仰卧，中极上一寸取之。

[针灸] 针一寸二分。灸五壮。

第三节　附录篇

【经外奇穴摘穴】

4.腰眼

此穴一名遇仙穴，又名鬼眼穴。治痨瘵已深之难治者。点此穴，令病者解去上体衣服，于腰上两旁微陷处谓之腰眼穴。直身平立，用笔点定。然后，上床合面而卧，每灼小艾炷七壮，灸之，能九壮、十一壮最妙，瘵虫或吐出或泻下即安。或令病人去衣举手向上，略转后些，则腰间两旁自有微陷可见。灸时必须癸亥日、子时前一刻，并不能令人知。

6. 海泉

治消渴，在舌下中央脉上，须刺出血。

8. 机关

凡卒中风，口噤不开，灸之。在耳下八分微前，灸五壮立愈。

11. 通关

左捻能进饮食，右捻能和脾胃，专治噎膈。此穴在中脘穴旁各五分，针有四效：下针良久，后觉脾磨食，又觉针动为一效；次觉病根腹中作声，为第二效；次觉流入膀胱，为三效；四觉气流，为四效。

12. 直骨

治远年咳嗽，炷如小豆大，灸三壮，男左女右，不可差误，其咳即愈，不愈不可治。穴在乳下，大约离一指头，看其低陷之处，与乳直对不偏者是穴。妇人按其乳直向下，看乳头所到之处是正穴。

第四部分　｜　针灸治疗讲义

三、伤寒门

《难经》曰："伤寒有五，曰中风，曰伤寒，曰湿温，曰热病，曰温病。"故伤寒者，概括外感诸证而言也。凡疾病之由外受者，谓之外感。外感之邪，由皮毛而腠理，而后传入经络脏腑，引起人身之内脏、血液、神经等起变化，此伤寒之所由作也。汉时，张仲景将伤寒之症状分属于太阳、阳明、少阳、太阴、少阴、厥阴六经论治。三阳症中则有表证腑症；三阴证中则有寒化热。六经之中，复有合病、并病、传变等等。分条缕析于所著《伤寒论》中，言之极详，为后世医家治疗伤寒之正宗。惟全书洋洋数万言，非短期间所能研究，兹擎六经之提纲，舍其汤药之方剂，参入针灸之治法，分别言之。欲得其详者。非读《伤寒论》全书不可。

（一）太阳

［症状］　头项强痛，恶寒，脉浮。如兼体痛呕逆，无寒脉紧者，为伤寒；如兼发热，汗出恶风脉缓者，为中风。

［病因］　伤寒有广义、狭义二种。广义之伤寒，概括外感诸病而言。狭义之伤寒，即本条太阳病之伤寒也。外感之邪侵入人身之表部，名太阳病，为风寒袭入化病之第一期也。人身感受外界之寒邪，血管收缩，故脉浮紧；血液凝固，故头项强痛；寒邪外束，周身之毛孔闭塞，故无汗；肺气不宣，故吐逆；毛孔闭塞，体温不能外达，故恶寒。如感受风邪，则风属温化，能使神经兴奋，促进汗腺之排泄机能，故汗出；汗腺弛张，毛孔不闭，故恶风；体温因汗出而外达，故发热。

［治疗］　风府（针泻）　合谷（同上）　头维（同上）　风门（针灸）

［治理］　风寒之邪侵袭肌表，治宜解表。故针风府驱逐风寒，合谷疏表发汗，风门、头维治头项之强痛，以其能直达病灶而疏通该部之凝固也。诸穴合针，则有疏解表邪，和荣谐卫之功。

七、中风门

中风症，《素问》名厥巅疾，亦曰大厥。其原文曰："血之与气交并于上，则为大厥。厥则为暴死[1]，气复反则生，不反则死。"又曰："厥成为巅疾。"至汉时，张仲景始有中风之名。更有中经络、中血脉、中脏腑之别，以分病之深浅。后世诸家复有内风、外风、真中、类中之分。外界风邪之中于人而病者，为外风，为真中；肝风内动，非中外风而成者，则曰内风，为类中。于是乎，诸子百家有言中风尽属外风者，有言属内风者，亦有言北方多真中风，南方多类中风者。其论病理也，有言痰者，有言气者，有言火者，言说多端，实难枚举。虽各有见地，未免使后之学者，有其谁适从之慨。兹据西学解剖所得，方知此病属于脑，谓系脑充血，或贫血。良以脑为神经之总枢，吾人之知觉与运动全赖乎神经。若脑已起变化，则神经亦随之，故有卒然昏仆、不省人事、手足不用等等见症。然究《内经》命名厥巅疾者，颇有深义。巅者，巅顶也。盖谓

---

[1]　并走于上……厥则暴死：原作"交并于上……厥则为暴死"。据《素问·调经论》改。

巅顶之疾，虽未明言脑病，然已指脑之部位而言矣。但西学所言系脑病，乃不过由病者之检验而得。其所以致脑病者，则又不能脱离古人所言内气、外风也。兹据《金匮》之说，分中经络、中血脉、中脏腑，复加类中，别为四条而言之。

（一）中经络

[症状]　形寒发热，身重疼痛，肌肤不仁，筋骨不用，头痛项强，角弓反张，病起卒暴，两脉弦浮，舌苔薄白。

[病因]　风为阳邪，人身腠理不固者，则从皮毛而入经络，刺激神经，神经受重大之刺激，直奔脑系，故卒然昏厥。同时，全身之神经均受其影响。如运动性神经失其功用，则筋骨不用；知觉性神经失其功用，则肌肤不仁。至于项强、角弓反张者，《内经》则曰："督脉为病。脊强反张。"考中医之所谓督脉，实则脊髓神经，发源于脑，由脊骨而下行。脑既受病，则影响脊髓神经，而发生紧张或挛急，故项强或反张如角弓之状。头痛者，则因脑藏于头故也。

[治疗]　合谷　曲池　阳辅　阳陵　内庭　风府　肝俞

[治理]　合谷，解寒热而驱风。风府，不特能驱风，而又直刺脊髓神经，以治项强反张。肝主筋，筋合阳陵，故针肝俞、阳陵，以治筋骨不用。阳辅为其佐使也。《内经》曰："中于面，则下阳明；中于项，则下太阳；中于颊，则下少阳[①]。"夫风之中人，三阳经络当其冲，故所取各穴多属三阳经之穴，而内庭所以泄阳明也。

（三）中脏腑

[症状]　口噤不开，痰涎上涌，喉中雷鸣，不省人事，四肢瘫痪，不知疼痛，言语蹇涩，便溺不觉，脉或有或无。

[病因]　此为中风之重症。多由其人饮食不节，起居失宜，或奉养过厚，及有烟酒等嗜好，以致生痰生湿，体气不充；或体胖之人，形丰质脆，每多痰湿，外腑乘虚直入脏腑经络，夹固有之痰湿，上冲于脑，

---

① 太阳……颊……少阳：原作"少阳……背……太阳"，据《灵枢·邪气藏府病形篇》改。

故卒然昏仆，不省人事，喉间痰声漉漉，有若雷鸣。便溺不觉，乃因膀胱括约筋弛缓，以致尿自遗出，此为中风不良之现象。言语蹇涩，乃舌部神经痉挛，舌本强直，掉动不灵之故也。四肢瘫痪，不知疼痛，亦神经失去功用也。

[治疗] 口噤不开：颊车（灸） 百会（灸） 人中（灸）

痰涎上壅：关元（灸十数壮或数十壮） 气海（灸十数壮） 百会（灸三四壮）

言语不知疼痛：神道（灸百壮至二三百壮）

言语蹇涩：哑门（针） 关冲（针）

[治理] 百会，为治中风之要穴。盖中风为脑病，百会位居脑部，直达病所，颇有特效。今则于晕厥时刺之，立能清醒，故亦为中风之要穴。口噤不开者，原属上下床骨相接难之拘挛，适当颊车之部位，故颊车灸之有特效。痰涎上壅原属下元虚损，故宜灸气海、关元以固元气，而引痰浊下行。哑门部位，附近舌本，故能治舌强不语。神道、关冲为哑门之使，亦能治言语謇涩也。

许半龙讲义

《中国外科学大纲》

《喉科讲义》

医家生平

许半龙（1898—1939 年）字盥孚，又名观曾。江苏吴江人，近代名医，中医教育家（图 36）。幼年丧父，少受教于其母、本邑名医世家陈仲威之长女陈氏，20 岁随舅父陈秋槎学医。民国十一年（1922 年）拜上海著名中医丁甘仁门下研习中医外科，后又进入丁甘仁创办的上海中医专门学校深造。毕业后返乡悬壶开诊，服务桑梓，因医术精湛，为人谦和，深受患者欢迎。1925 年末应丁甘仁之召，任上海广益中医院外科主任，同时执教于母校上

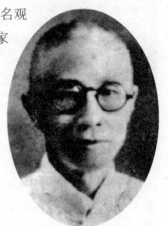

图 36　许半龙

海中医专门学校。1927 年与秦伯未、章次公、严苍山等人在南市黄家阙路创办了上海中医学院，为近代中医学校教育作出了突出贡献。临床擅长外科、喉科疾病的诊治，曾出任中国上海中医学会执委、上海市国医公会执委。许氏虽 42 岁英年早逝，但存世著述颇丰，有《外科学讲义》《疬科学》《喉科学》《中国医学专修馆讲义》《内经研究之历程考略》《中西医之比观》《外科学讲义》《中国外科学大纲》等。

《中国外科学大纲》评述

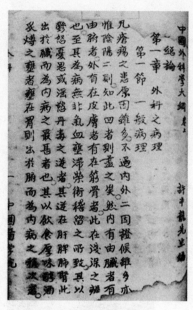

图37 《中国外科学大纲》

讲义汇集许半龙外科临诊心得而成，原为指导初学者之用，后由丁甘仁推荐而付梓。先后作为上海中医专科学校、中国医学院等中医外科教材（图37）。全书分为上下两卷，上卷为总论，下卷为分论。编辑次序先合后分，略取演绎式，以疮疡发生部位，分局部与非局部，而综括各症则取归纳式的分类。上卷三章分别为经络之解剖、外科之病理、外科之诊断及治疗，其中第三章分为五节，分别为脉候、虚实、善恶、一般治疗和内外治疗。下卷第一章为局部外疡和内痈论治。第二章为非局部痈论治，即疔疮、流注、跗骨疽和遍身。后附《内经》上之外科学说。近代中医名家丁甘仁为本书作序言："今人不明六经部分，凡见脑疽、发背，谬投清凉；疔毒则误用发散，率至陡然告毙，不可救药为可痛也。许生辨六经也，审故于辨证用药，温凉、托散莫不犁然各当，略无差失。此固足为庸工之指南，而为病家所托命也"。

《中国外科学大纲》辑录

 外科之病理

第一节 一般病理

凡疮疡之患，原因虽多，不过内外二因；证候虽多，亦惟阴阳二则，知此四者，则尽之矣。然内有由脏者，有由腑者；外有在皮肤者，有在筋骨者，此在浅深之辨也。至其为病，无非气血壅滞，营卫稽留之所致。其以郁怒忧思，或淫欲丹毒之逆者，其逆在肝脾肺肾，此出于脏，而为内病之最甚者也。其以饮食厚味，醇酒炙煿之壅者，壅在胃，则出于腑，而为内病之稍次者也。又如以六气之外袭，寒暑之不调，侵入经络，伤人营卫。则凡寒滞之毒，其来徐，其入深，多犯于筋骨之间，此表病之深者也；风热之毒，其来暴，来暴者其入浅，多犯于皮肉之间，此表病之浅者也。何也？盖在脏在骨者，多阴毒，阴毒其甚也；在腑在肤者，多阳毒，阳毒其浅也。所以凡察疮疡，当识痈疽之辨。痈者，热壅于外，阳气之毒也，其肿高，其色赤，其痛甚，其皮薄而泽，其脓易化，其口易敛，其来甚速，其愈亦速，此与脏腑无涉，故易治而易愈也。疽者，结陷于内，阴毒之气也，其肿不高，其痛不甚，其色沉黑，或如牛领之皮，其来不骤，其愈最难。或全不知痛痒，甚有疮毒未形，而精神先困，七恶叠见者，此其毒将发而内先败，大危之候也。知此阴阳内外，则痈疽之概可类推矣。然此以外见者言之，但痈疽之发，原无定所，或在经络，或在脏腑，无不有阴阳之辨。若元气强则正胜邪，正胜邪则毒在腑，在腑者便是阳毒，故易发易收而易治。元气若弱则邪胜正，邪胜正则毒在脏，在脏者便是阴毒，故难起难收而难治。此之难易，全在虚实，实者易而虚者难也，速者易而迟者难也。所以凡察痈疽者，当先察元气，以辨吉凶。故无论肿疡溃疡，但觉元气不足，必当先虑其何以收局，而不得不预为之也[①]，若见病治病，且顾目前，则鲜不致害也。其有元气本亏，而邪盛不能容补者，是必败逆之证。其有邪毒炽盛，而脉症俱实，但当直攻其毒，则不得误补助邪，所当详辨也。

 外科之诊断及治疗

第三节　善恶

痈疽症有五善七恶，不可不辨。凡饮食如常，动息自宁，一善也；

---

① 也：原作"地"，依文义改。

便利调匀，或微见干涩，二善也；脓溃肿消，水浆不臭，内外相应，三善也；神彩精明，语声清亮，肌肉好恶分明，四善也；体气和平，病药相应，五善也。七恶者，烦躁时嗽，腹痛渴甚，眼角向鼻，泻利无度，小便如淋，一恶也；气息绵绵，脉病相反，脓血既泄，肿焮尤甚，脓色臭败，痛不可近，二恶也；目视不正，黑睛紧小，白睛青赤，瞳子上视，睛明内陷，三恶也；喘粗气短，恍惚嗜卧，面青唇黑，便污未溃，肉黑而陷，四恶也；肩背不便，四肢沉重，已溃青色，筋腐骨黑，五恶也；不能下食，服药而呕，食不知味，发呃呕吐，气噎痞塞，身冷自汗，耳聋惊悸，语言颠倒，六恶也；声嘶色败，唇鼻青赤，面目、四肢浮肿，七恶也。五善者，病在腑，在腑者轻；七恶者，病在脏，在脏者危也。

大抵发背、脑疽、脱疽肿痛色赤者，乃水衰火旺之色，多可治；若黑若紫，则火极似水之象，乃其肾水已竭，精气枯涸也，决不治。又骨髓不枯，脏腑不败者可治；若老弱患此，疮头不起，或肿硬色紫，坚如牛领之皮，脉更涩，此精气已绝矣，不可治，或不待溃而死。有溃后气血不能培养者，亦死。

【外治法】

甲、辨脓

立斋云：疮疡之症，毒气已成者，宜用托里，以速其脓。脓成者，当验其生熟深浅而针之。若肿高而软者，发于血脉；肿下而坚者，发于筋骨；皮肉之色不变者，发于骨髓。小按便痛者，脓浅也；大按方痛者，脓深也；按之而不复起者，脓未成者；按之而复起者，脓已成也。脓生而用针，气血既泄，脓反难成，若脓熟而不针，腐溃益深，疮口难敛。若疮深而针浅，内脓不出，外血反泄；若疮浅而针深，内脓虽出，良肉受伤。若元气虚弱，必先补而后针其脓。脓出，诸症自退；若脓出而反痛，或烦躁呕逆，皆由胃气亏损，宜急补之。又曰：脓成之时，气血壮实者，或能自出，怯弱者不行针刺，鲜有不误。凡疮疡透膜，十无一生。虽以大补之药治之，亦不能生。此可为待脓自出之戒也。

乙、去腐

立斋曰：夫腐肉者，恶肉也。凡痈疽疮肿溃后，若有腐肉凝滞者，必取之，乃推陈致新之意。若壮者筋骨强盛，气血充溢，真能胜邪，或自出，或自平，不能为害。若年高怯弱之人，血液少，肌肉涩，必迎而夺之，顺而取之，是谓定祸乱，以致太平。设或留而不去，则有烂筋腐骨之患，予尝见腐肉既去，虽少壮者不补其气血，尚不能收敛；若怯弱者，不去恶肉，不补气血，未见其生也。古人云：坏肉恶于狼虎，毒于蜂虿，缓去之则戕贼性命，信哉！又曰：元气虚弱，多服克伐之剂，患处不痛，或肉死不溃者，急温补脾胃，亦有复生者。后当纯补脾胃，庶能收敛，此亦不可妄用刀割。若因去肉出血，则阳随阴散，是速其危矣。

丙、定痛

德之曰：疮疽之候不同，凡寒热虚实，皆能为痛，故止痛之法，殊非一端也。世人皆谓乳、没珍贵之药，可住疼痛，而不知临病制宜，自有方法。盖热毒之痛者，以寒凉之药折其热，而痛自止也；寒邪之痛，以温热之剂熨其寒，则痛自除也。因风而痛者，除其风；因湿而痛者，导其湿。燥而痛者润之，塞而痛者通之，虚而痛者补之，实而痛者泻之，因脓郁而闭者开之，恶肉侵蚀者去之，阴阳不和者调之，经络闭涩者和之。临机应变为上医，不可执方而无权也。

丁、止血

疮疡出血，因五脏之气亏损，虚火动而错经妄行，当以凉血降火为主。有肝热而血妄行者，有肝虚而不能藏血者，有心虚而不能生血者，有脾虚而不能统血者，有脾肺气虚而出血者，有气血俱虚而出血者，有阴火动而出血者，当求其经，审其因而治之。凡失血过多，见烦热发渴等症，勿论其脉，急补其气。所谓血脱补气，阳生阴长之理也。若发热脉大者，不治。

戊、生肌收口

陈良甫[1]曰：痈疽之毒有浅深，故收敛之功有迟速。断不可早用生肌

---

[1] 陈良甫：宋代名医陈自明，字良甫。著有《外科精要》《妇人大全良方》医著。

收口之药，恐毒气未尽，后必复发，为患非轻。若痈久不合，其肉白而脓少者，气血俱虚，不能潮运，而疮口冷涩也。又曰：脉得寒则下陷，凝滞肌肉，故曰留连肉腠①，是为冷漏②，须温补之。

立斋曰：夫肌肉者，脾胃之所主；收敛者，气血之所使，但当纯补脾胃，不宜泛敷生肌之剂。夫疮不生肌，而色甚赤者，血热也；色白而无神者，气虚也；晡热内热，阴血虚也；脓水清稀者，气血虚也；食少体倦，脾气虚也；烦热作渴，饮食如常，胃火也；热渴而小便频数，肾水虚也。若败肉去后，新肉微赤，四沿白膜者，此胃中生气也，但当培补之，则不日而敛。如妄用生肌之药，余毒未尽，而反益甚耳。盖疮疡之作，由胃气不调；疮疡之溃，由胃气腐化；疮疡之敛，由胃气荣养。东垣云：胃乃生发之源，为人身之本。丹溪亦谓治疮疡当胃助壮气，使根本坚固。诚哉是言也。

己、薄贴

徐灵胎③云：今所用膏药。古人谓之薄贴。其用大端有二：一以治表，一以治里。治表者如呼脓、去腐、止痛、生肌，并遮风、护肉之类，其膏宜轻薄而日换，此理人所易知；治里者，或驱风寒，或和气血，或消痰痞，或壮筋骨，其方甚多，药亦随病加减，其膏宜重厚而久贴，此理人所难知。何也？盖人之疾病，由外以入内，其流行于经络脏腑者，必服药乃能驱之。若其病既有定所，在于皮肤筋骨之间，可按而得者，用膏贴之，闭塞其气，使药性从毛空而入其腠理，通经贯络，或提而出之，或攻而散之，较之服药，尤有力，此至妙之法也。故凡病之气聚血结而有形者，薄贴之法为良。但制膏之法，取药必真，心志必诚，火候必到，方能有效，否则不能奏功。至于敷熨吊濯种种杂法，义④亦相同，在善医者通变之而已。

庚、围药

外科之法，最重外治，而外治之中，尤重围药。凡毒之所最忌者，

---

① 肉腠：指肌肉的纹理，泛指肌表腠理。
② 冷漏：病名，痈疽形成漏管。
③ 徐灵胎：清代名医徐大椿，原名大业，号灵胎，晚号洄溪老人。著有《医学源流论》《伤寒论类方》《慎疾刍言》《兰台规范》等八部医著。
④ 义：原脱，依《医学源流论卷上·方论·薄贴论》补。

散大而顶不高。盖人之一身，岂能无七情六欲之伏火、风寒暑湿之留邪、食饮痰涎之积毒？身无所病，皆散处退藏；气血一聚而成痈肿，则诸邪四面皆会，惟围药能截之，使不并合，则周身之火毒不至矣。其已聚之毒，不能透出皮肤，势必四布为害，惟围药能束之，使不散漫，则气聚而外泄矣。如此则形小顶高，易脓易溃矣。故外治中之围药，较之他药为特重，不但初起为然，即成脓收口，始终赖之，一日不可缺。围药而用三黄散之类，每试不效，非围药无用；又如既破之后，而仍用围药者，因极轻之毒，往往至于散越而不可收拾，不得不用围药也。至于围药之方，亦甚广博，大段以消痰、拔毒、束肌、收火为主，而寒热攻提、和平猛厉，则当随症去取，固不可拘执者也。

《喉科讲义》评述

作为民国时期上海新中国医学院授课讲义，《喉科讲义》内容包含了"喉科讲义""喉科杂论"两个部分。其中"喉科讲义"篇章主要介绍了人体咽喉的西医解剖学知识，喉科疾病的一般诊治方法，并对喉痧、白喉、紧喉风在内的五十种喉科病症进行了简单的辨治及处方用药。"喉科杂论"部分介绍了西医喉科常用检查治疗器械、中西医喉科外治法、喉科常用药及预防诸法。最后收录孟河医家马培之治疗咽喉病的经验，并附历代医家治疗喉科病症的验案（图38）。

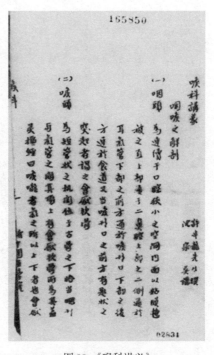

图38 《喉科讲义》

《喉科讲义》辑录

【喉症之外治法】（图 39）

1. 洗涤法

喉间腐烂，吹入药粉，亦不过求其去腐而已。但吹入药粉，极易为唾液或痰液所带去，故洗涤一法，实占重要。中医向少洗涤一法，即有亦属私传秘方，不肯示人，兹将数种西药列下。

（1）双氧水：此水有杀菌去腐之功，不含毒质，染着脓水或腐肉，即起氧化作用发生泡沫，脓液及浮腐每被蠲除。以卷棉针卷住棉花，蘸此洗喉。

（2）硼酸水：此水以硼酸三份，沸水百份溶成。待冷用以漱口，有杀菌防腐之功，不含毒质。凡漱口时，以口向天，则药水倾达喉间。

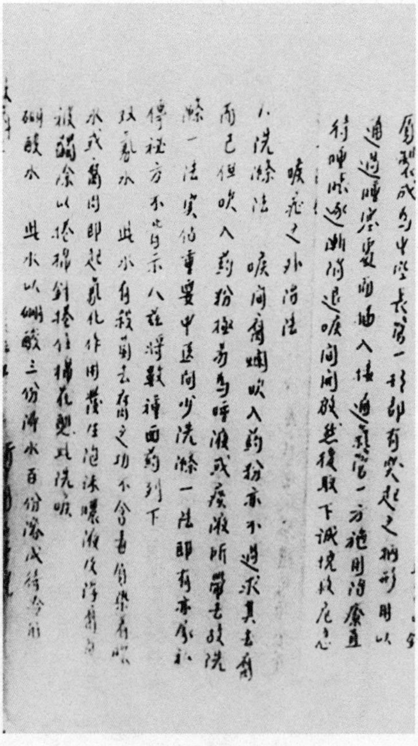
喉症之外治法
一洗涤法 喉间腐烂吹入药粉亦不过求其去腐
而已但吹入药粉极易为唾液或痰液所带去故洗
涤一法实占重要中医向少洗涤一法即有亦属私
传秘方不肯示人兹将数种西药列下
双氧水 此水有杀菌去腐之功不含毒质染有脓
水或腐肉即起氧化作用发生泡沫脓液及浮腐每
被蠲除以卷棉针卷住棉花蘸此洗喉
硼酸水 此水以硼酸三份沸水百份溶成待冷用

图 39 《喉科讲义》辑录

（3）红臭汞水：此水以红臭汞粉一份，温开水百份溶成，有毒质，故杀菌防腐之力较强，以卷棉针蘸此抹喉间腐烂处。

（4）雷佛诺耳与甘油调敷剂：此液以甘油十份，雷佛诺耳粉一份调和，涂抹喉间腐烂处，有杀菌去腐之功，含毒质。

2. 损毒法

喉间腐烂或发炎，扁桃腺肿胀，可于颐下项间按捺之。小者如栗，大者如胡桃，重按则疼。此处用异功散如蚕豆大，放膏药上贴之，八小时后取下，则起一泡，挑破流出黄水，有泄毒之功，再以桃花散生肌。

3. 噙漱法

凡咽喉肿痹，痰涎壅塞，先用玉霜梅一枚，以薄棉兜包裹，含口内。有水泽时，先咽数口，后有顽痰黏涎上涌，遂即吐。俟口内无痰，只有清水，方可去梅。痛除肿消退，即可进食。若一时购梅不及，可先用鲜牛膝捣汁一碗，重汤炖温，不时漱喉，漱毕即低头流去毒涎，再漱，再流，须十余次，毒涎方尽，亦能化痰消肿解毒止痛。

4. 探吐法

凡痰涎壅盛，不能吐出，即用硼砂二钱、焰硝六分、米醋一盅、姜汁半小瓢，用鹅翎蘸药探入喉中，吐去毒涎稠痰，数次即松。

5. 刮颈法

凡于颈窠处搽薄荷油少许，用钱一枚，如刮痧样往下顺刮十余下，显出块点，用磁片锋刺破，即以蜞口吮去恶血。无蜞时，用小吸气筒吸出之，此亦散气之一法也。

6. 消肿法

喉间肿腐极甚时，颈间每现高肿，宜以消肿药敷之。冲和散，薄荷水、白蜜调涂。西药用依克度软膏或消肿膏。

7. 吹药法

凡喉间肿痛或腐烂，吹药可直接去腐或消肿。吹药之前，宜令患者吐去痰沫，乃扩大其喉腔，停止其呼吸片刻。因药粉极细，易被吸入肺管，致发生呛咳也。

【喉症要药】

1. 解表

防风　荆芥　牛蒡　薄荷　桑叶　菊花　连翘　豆豉　葛根

2. 清凉

竹叶　石膏　花粉　知母　山栀　芦根　生地　丹皮

3. 解毒

犀角　川连　银花　人中黄　射干　马勃　青果　赤芍　紫草　金果榄　板蓝根　山豆根　大黄　黄芩

4. 化痰

桔梗　贝母　僵蚕　皂荚　海蛤　萝卜子　石菖蒲　天竹黄

【预防】

凡咽喉腐烂，极易传染，重者如白喉与喉痧，轻者如喉风，医生与病家当为预防。

1. 医生预防

（甲）医生凡遇疫喉病家请诊，宜即往，因早一时得早一时之效果。（乙）凡入疫喉病家诊视，须先饮雄黄酒一杯，再以香油调雄黄末、苍术末，涂鼻孔，或用口罩套住口腔与鼻孔，则不致传染。（丙）凡治疫喉及喉风等，诊毕之后，两手宜以来沙而水消毒，或再用硼酸水漱口最佳。

2. 病家预防

（甲）凡遇患疫喉或喉风，宜令病者一人独住一室，看护者宜专注一人，旁人不宜入内探视。

【病时及愈后之处置】

凡喉症，如喉痧、白喉等，患者均有①免疫性，生病一次之后，下次可不传染。但如喉痧传染之力，往往在将愈之期，故家人不可不力为防备。故凡患疫喉之家，宜用驱疫散（大黄二两，降香、茵陈、陈蒿各一两，苍术五钱，研末）烧酒熏之，以免未病者传染。但不可使酒熏入病人外室，恐防病者呛咳，慎之。

（1）食物：凡喉病发生之时，宜多食植物品，如蔬菜、水果、萝卜、米饭、藕粉、北麦之类。少食动物品，以动物肉含有毒质。宜戒饮酒，酒能损血液。宜戒吸香烟、鸦片烟、水旱烟，因各烟非但含有毒质，且能使喉咙干燥，能变坏血液、脑神经及喉头之组织，专酿喉症。

（2）饮料：宜用河水、江水，滤净，煮沸饮之。煮粥饮亦须此。若不流通之河水，及其水污秽变色者，不可饮。井水近阴沟、便所，尤不可饮。又隔宿之茶与不洁之茶叶变色味者，皆不可饮。若微有喉痛，即

----

① 有：原作"不"，据上下文意改。

服王士雄之青龙白虎汤（青果一两、萝卜二两，合捣汁），开水冲服。方虽平淡，效验颇著。

（3）衣服：衣服被褥，宜常时洗换。衣服宜宽松，不宜过紧，紧则血液循环受其压迫。易于出汗，则汗中防传染不洁之患。衣服不宜过暖，则易于出汗，易减外邪。

（4）居室：无论堂座、外室、厨房等，皆须洒扫清洁，不可露留污秽、什物及粪土臭水。凡案，凡桌椅，每日均须洗抹。窗牖宜常开启，以通日光、空气。阴沟宜常时流通，且宜常浇石灰水以消毒。痰罐宜每日洗刷换水。

（5）起居：晨起宜早，夜卧不宜过迟。每日须有一二时休息，不可操劳太过，或忧郁忿怒。凡此皆能引起内火而致喉病者。

（6）隔离法：家中有喉痧或白喉病人，须将未病小孩、妇女等离居别室，或他处最佳，不可令其接近。有疫喉病人之所不可入。有喉痧病人不可使之入境。

（7）消毒：喉痧、白喉等既愈之后，宜注意消毒。喉痧、白喉病人之痰、唾、粪、溺须埋入土中，或用消毒药液掺入，以免遗患他人。喉痧与白喉或喉风患者，所用之手中碗筷等，均须每日用消毒药液洗涤。

（8）凡疫喉患者之卧室，病愈之后，凡属室内之物，均须加以严密之消毒，甚至墙壁暗角之处亦然。

（9）如患喉痧者，虽半月或一月之内庆得愈，但周身糠秕形之细疹，每结痂而逐渐退落。此种脱落物，须在一月左右且传染力甚强，故病者不宜走出病室，以免传染他人。最佳能在室内静养四十日左右，一方固为保护其家人，一方又不妨碍公众卫生，对于自己之体质亦有良好之益处，不可不注意之也。

钱今阳讲义

《中国幼科学》

医家生平

钱今阳（1915—1989年），名鸿年，号苍盦，江苏武进人。出身世医之家，祖辈业医有200余年历史，传至其父钱同增，尤以幼科及治湿温时症见长。钱今阳自幼随父同增及叔父同高学医，20岁始悬壶，临床以治儿科病及湿温时症擅长（图40）。

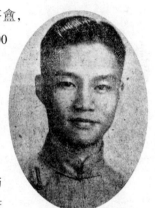

图40　钱今阳

20世纪30年代曾与沈润痒等创立武进国医学会，并任一至四届常务理事兼总务组主任。与马之放、万仲衡等创立武进国医讲习所，担任董事兼总务主任，讲习所改为专科学校后钱今阳任常务校董兼教务长。1938年春登陆沪上，任教于新中国医学院，承担儿科、方剂、内经学的授课。1949年后在上海中医学院担任儿科教研组负责人、《新中医杂志》社社长兼总编辑、中医学会副主任委员兼秘书长等。一生著述有《中国幼科学》《苍盦医论》《苍盦文稿》《苍盦弟子集》等。

《中国幼科学》评述

《中国幼科学》是由民国时期钱今阳在沪上各中医学校的授课讲义

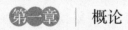

图 41 《中国幼科学》

编撰而成，内容衷中参西，卷首列谢利恒、施今墨、秦伯未、陆渊雷、陈郁、高德明等人序文，并列秦伯未和张赞成撰写的"钱今阳先生小史""今阳在医界之劳绩"。书后附高鉴如、张嘉因、董敬斋、罗天华、戴哲明五篇跋文。被称为近世中医儿科之善本。

讲义共分六章：概论、诊断纲要、初生疾患、一般疾患、特殊疾患和四大要症。概论部分详细阐述了胎教、初生儿调护与解毒、变蒸、种痘须知等。第二章诊断着重论述望诊和切诊。三至六章为疾病各论，每个疾病均从原因、症状、预后、治法、方剂等分别论述，并附医案举例或治验，使学者读后既简明易懂又可灵活运用（图 41）。

《中国幼科学》辑录

第一章 概论

第一节 胎教与遗传

夫人禀天地自然之生气，父精母血之含濡，因以成胎，日渐生长，随时受母气之感应。感应善优者，其胎必良；感应恶劣者，其胎必劣。不仅小儿生后声容性情，均与母气感应有莫大关系，即子孙之智愚贤不肖，何莫不根基于母气之感应。常见阀阅门第，因父母惯于骄奢淫逸，子孙类皆愚而不肖。清贫之家，父母习于勤俭耐劳，后人必多智与贤者。古代创胎教之说，近世重优生之学，诚以子母之气，息息相通，母气之感应于胎儿固甚关切，民族之良莠于国家之强弱，亦成正比也，故当订婚之先，不论男女，咸应先审察对方之体质与性情，有无缺点，体质关系于遗传，性情关系于胎教，而尤以母体为更宜注意。良以受孕之后，为母之言语举动，喜怒哀乐，七情六欲，均足以影响于胎儿。昔人有言曰：欲子女之清秀者，常居山明水秀之乡；欲子女之聪俊者，常览文学艺术之书。是以妇人于怀孕之后，淫欲之宜戒绝也，性情之宜怡养也，起居之宜谨慎也，饮食之宜选择也，在在[1]不宜有苟忽。昔孟母倪氏云：怀孕在身，目不视恶色，耳不闻恶声，心不妄想，非礼勿动，所以如此，深恐偶有误犯，胎儿无有不感应者，此胎教之所以宜讲也。《易》曰：男女构精，万物化生。盖人之生也，必藉阴阳之化育而赋命，父母有特殊嗜欲与疾病者，必遗传于子女。释以今说，实因胎之成也，始于精虫与卵珠之互相混合凝结，而基于双方之染色素，举凡父母之体质性情，声音容貌，以及当时之环境，学术之思想，无不如摄影之底片，深深印入染色素中，故于父母种胎之时，早已深应而不变。请以疾病言，凡父母有梅毒、痴癫，其子女无有不患同样之疾病，至精神上者，如父母为爱好清洁者，其子女亦必好之，此仅举例为证，他若遗传之有直系、旁系、隔世之分，此又系整个病理学，所谓属于先天性疾患，当非三言两语，所能概括尽之。

第二节　初生儿调护与解毒

小儿落地以后，调护方法，约有数端，皆宜以敏捷之手腕，谨慎从事焉。

一曰室中温度　小儿将落地之时，首宜注意之点，为室中之温度。炎夏不可窗户洞开，严冬不可熏火炽热，但空气宜求流通，气候宜较温暖。已落地之后，宜先裹以单夹布裙，或棉絮等物，然后再及其他，因胎儿在母腹中较外界为温暖故也。若是则小儿既不致感受风寒，亦无郁热成病之虑矣。

---

[1]　在在：处处，到处。

二曰洗浴除秽 婴儿初生，遍体污秽不堪，宜藉洗浴以洁净。浴儿之汤，不可偏冷偏热，因二者皆足令儿受惊。不论冬夏，浴不可久，久则风冷水湿内侵，致令诸症蜂起，不可不慎。故北方小儿，多不沐浴。而《达生编》云：儿生三日浴之，如冬寒切不可浴，盖亦恐犯久浴及偏冷偏热之弊也。然因噎废食，则莫如谨慎将事。《千金方》谓：小儿不浴，令毛落。故为卫生计，不浴亦非良法，惟宜不冷不热，速为洗毕耳。至浴水宜用开水，更宜放入硼酸少许，搅匀之，俟温凉适宜后，即以消毒药棉浸水中淋洗儿身。迨污秽已去大半，即以洁净毛巾擦干水湿，然后以消毒利剪为之断脐。至三日后，婴儿皮肤较为致密，再为洗浴，名曰三朝浴儿。沐浴之水，系用桃、梅、李树之根或桑榆、桃、柳之嫩枝煎汤，并加入猪胆汁少许，盖取其清凉解毒也。浴毕，亦有滑石甘草粉末或松花粉扑之，以免娇嫩之皮肤，受湿而擦伤也。

三曰断脐方法 《千金方》论曰：婴儿初生，先浴之，然后断脐，断脐不得以刃，宜令人隔衣咬断之，暖气呵之。所以然者，盖因胎儿在腹，全赖脐与母气相通，落地之后，脐中所通之气，尚未尽绝，若先断脐后洗浴，则不但洗浴之水易由脐内渗，即外界风寒，因无衣被之护体，亦易内侵，水湿风寒内伤，则必变生诸症，令撄腹痛之疾，此所以必须先浴而后断脐也。至断脐不得以刃，须口咬暖气呵之者，因古无消毒方法，如此可以免受剪刀等物之冷气内侵也。故时值今日，断脐仍需在沐浴之后，而口咬则可改用消毒利剪矣（须将剪刀在热水内略温）。施行断脐手术之时，一手握脐带近胞衣处之一段，一手将脐带推挤数次，使胞中之血贯注脐内，然后握紧于离脐六七寸处，用棉线扎紧，以预备之洁净剪刀，迅速剪断。所留脐带，不可太长，长则难干而伤肌，亦不可太短，短则内逼而伤脏，易致腹痛夜啼之疾。脐带断后，宜用枯矾末满掺脐部，再以脐带盖置脐上，用软帛新棉封之，外用纱布包裹，绕背紧扎。若数日后，儿啼不已者，或为脐燥，当解之。六七日后，脐带脱落（若未脱落净尽时，切防扯动受伤，此时脐眼新嫩，宜以软帛药棉封裹数日，内中掺以枯矾细末或松花粉等，更须不时调护，防其受湿受伤，则永无脐风之病矣）。

四日穿衣宜忌　婴儿初生，内则气血薄弱，外则肌肤娇嫩，寒暖不慎，固易生病，衣服厚硬，亦易伤肌，故婴儿之衣，不但宜随天时之寒热加减，更宜以轻软之绸帛制之。俗谓生男宜用父故衣衣之，生女宜用母故衣衣之（消毒重制），盖取其陈旧柔软，不伤肌肤也。旧时对于婴儿之衣，并不加边，四边皆毛，名曰毛衣，深恐有边之衣，伤儿皮肤也。且小儿体质纯阳，衣帛宜旧不宜新，宜薄不宜厚。尝见富贵之家，絮帛咸新，不问儿体之适宜与否，而疾病丛生，反不若贫苦之家，絮帛咸旧，无形中适合儿体之需要而体格强健也。故善怀婴者，当致力于实际之利益，毋徒事表面之姑息。至于穿衣之时，尤宜慎重，须顺势穿之，不可粗鲁而强为之衣，致伤及婴儿骨骼，酿成残废，更宜手续敏捷，以免时久累及婴儿受寒也。

五日洗涤口眼　婴儿甫出，口中含有血块，宜乘其头颈始出之时，急为挖去之，不尔啼声一出，则入儿腹成疾，最宜发生口内诸疾患。然欲挖此血块，必须有镇定之心思，敏捷之手法，方克竣事，稍一缓慢，即不及挖去，故小儿口内遍生白点者甚多，而试口所以不可少也。试口之法，先以丝绵软帛裹指，蘸甘草、银花所煎之汤或大黄所煎汤遍拭口中舌上之恶血，日必三四次。此法即已挖去血块者，亦须行之。迨口中秽物清净，则以胡桃去皮捣烂盛于稀绢或薄纱中，包如枣核大，置儿口中，使吮其汁，不可早与饮乳，饮早则胎毒难下。至于婴儿之眼，初生之时经过产门，胞浆恶露之类，侵入眼中，难免有毒，故于生后宜常以硼酸水揩拭眼角与眼皮，以防白浊等菌入眼，酿成脓漏眼之症。

六日解毒方法　夫人有七情六欲之私，淫佚嗜好，醇酒膏粱，满于脏腑，精气混浊，一旦分形受质，则错杂之邪，互相交施，胚胎始结，毒即伏焉。加以居于母体之中，复受饮食之毒，日积月累，儿受其毒，初生之后，发为赤游、丹毒、惊痘等症。虽毒有轻重之分，多数总不能免，此父母遗毒之为害也。解之之法，大别为内服与外用。内服：一用三黄汤（黄连、黄柏、黄芩），或作大黄、黄芩、黄连，实则多用黄连、大黄、甘草，时时与服。孕妇体素热而胎火重者，尤宜多服。一用甘草中段浓煎，以棉絮蘸汁，或用胡桃肉去皮研烂，取薄纱包胡桃肉如小枣，蘸甘草汁令儿吮之。一用豆豉煎浓汁于冬月连服三五日，其伏毒必随黑粪排泄而出，此粪谓之胎粪。外用：黄栀子、桃仁、杏仁各一粒，白胡椒三粒，共研细末，取乌骨鸡蛋清调和，于婴孩未满月前包敷足心，一周时解下，足心现青黑之色，可免将来惊热之病。以上所举，均为习用之法，余则不备录，然此只能著效于毒之轻者。若蕴毒甚者，则内服外敷，两者并进，亦不过稍挫毒势而已。故与其治于既患，何如慎于未然，勿恃药饵可以解毒，而情欲不戒，辛辣杂食也。为人父母者，幸勿河汉斯言[①]。

七日抱儿姿势 婴儿生后，不宜久卧床中，久卧则头颅易扁，故宜时或抱之，然宜横抱，不宜竖抱。盖小儿形体虽具，骨骼未坚，能随外界之应力，造成畸形发育。昔日江湖上之业戏法者，闻有以二三岁之小儿藏于木箱中，惟露头面，及其长成，则形身随其木箱之长短阔狭而异，由是可知其筋骨之柔软矣。故百日以内，小儿不可竖抱，竖抱则头项倾斜，天柱倒侧，久则致使脊柱弯曲而成佝偻之症，遗患终身，为人父母者，不可不为注意，而当熟谙者矣。

第三节 进乳宜忌

《经》曰：人以水谷为本，故人绝水谷则死。李士材曰：婴儿既生，一日不再食则饥，七日不食则肠胃涸绝而死。顾饮食之于人生，犹鱼之与水，不能一日相离也。但婴儿初生，以母乳出为授乳之候，通常于二十小时以内，除内服以解毒药，及频频与吮胡桃蘸甘草汁外，不必授乳于儿，此盖禀生本质之自然，不可或违也。乃有富裕之家，雇用乳母者，不待母乳出，即授儿乳，每致胎毒难下，蕴于体内，日后发为诸病。然或有婴儿不足月而禀赋薄弱者，早授于乳，以为调养，亦无不可，是亦随机应变从权之法耳。惟婴儿之成长，全赖乳汁，乳汁出于乳母。古人云在上为乳，在下为经。是以欲儿之性情体格过人者，对于乳母之性情，乳汁之良恶，首须谨慎选择，其次讲究授乳时间次数等事可也。凡择乳母，须择体格健强，性情和悦，貌端神慧，无诸疾病，乳汁浓白者，

---

① 河汉斯言：忽视此言。

始可乳儿。今之有卫生常识者，则因乳母之难择，多由生母自乳，是诚无上之良法。盖婴儿之体，多与母体相若，生后仍服母乳，自必于儿体适合无间，且沪地之乳母，往往因水土不能惯服，发生脚气病，其乳哺儿，儿必受传染以殇。故凡乳母之有患脚气、梅毒及急性传染病、产褥热等症者，宜另易乳母。或助以人工荣①养——牛乳、代乳粉，免致传染，为父母者不可不加注意。更因小儿脏腑薄弱，授乳宜加撙节，不可超过小儿胃量容积。大概哺乳时间约三时一次，夜间约四小时一次，每次哺乳时间，约十五分钟或二十分钟较为适合。哺乳至相当时间，或遇睡眠之时，务使儿口离去乳嘴，否则难免有乳疬之患。至于小儿断乳，过早太迟，均非所宜。初生小儿，满一岁半，即可使之断乳。既经断乳，对于饮食荣养，务使适度。小儿脾疬之起，多数由于断乳后饮食不调，脾胃受伤所致。以余个人临床观察，证诸实际情形，小儿断乳时季，亦当注意，以农历二、三、十月，较为合宜，因此两季，气候中和，调护亦易故也。

第四节　调节温凉

谚曰：若要小儿安，常带三分饥②与寒。盖小儿体属纯阳，不可过热，肠胃薄弱，消化力缓，哺乳适可，不宜过饱。此固经验之谈，但不可根据此谚语，使儿时时受寒，常常饥啼，实非所宜。要知小儿温凉，宜加调节，哺乳及时，宜忌须知（参阅"哺乳宜忌篇"），须应天时之寒热，无风须见日，严寒须避风，视小儿之体质而加以调护。过温过凉，皆足召表邪，表邪稽留，碍及胃肠，内外相应，因以成疾。大抵晚近人情，溺爱小儿者众，富贵之家，重衣厚褥，固无论矣。即贫贱之子，亦皆衣絮以致汗出，表虚腠理不密，偶受微风，即成感冒。是以疾病时染，体质日弱，事虽渺小，关系至巨，有儿之家，岂可忽诸！抑有进者，五脏六腑居于胸腹二腔，故小儿衣服，宜令背胸腹较暖为佳。世有背心兜肚等物，实最适合卫生。总之，小儿之疾不外外感六淫，内伤饮食，欲

---

① 荣：通"营"。
② 饥：原作"肌"，据《医述·卷十四·杂病》改。

使小儿康健少疾，调护不可稍疏，调护之中，尤以调节温凉为先务。苟能遵行不悖，何患赤子有夭殇之虑乎！

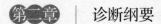

第二章　诊断纲要

夫治病莫要于辨症，辨症全赖于诊断，诊断一事，所以确立治病之标准，为最重要而最困难者也。必须本诸学验，深思熟虑，庶不致误，故中医立"望""问""闻""切"四者，为诊断之纲要。惟小儿气血不充，切脉难凭，言语不通，痛苦难诉，是以古今儿医，多以望面部、察指纹、按胸腹、询溲便及听声音等，为识病之资。汉张仲景《金匮要略》曰：上工望而知之，中工问而知之，下工切脉而知之。吾人欲达望而知之之地步，非自有丰富之经验不可，而治儿病者，尤重于望诊之经验，为儿医诚难矣哉。然苟能悉心探讨，详细审察，则儿病之诊断，亦未必难也。

第一节　望面部

凡视儿病，以望为先，察五色，观七窍，虽阐发于儿医，实折衷与经旨也。《经》云：肝开窍于目，肾开窍于耳，肺开窍于鼻，脾开窍于口，心开窍于舌。又曰：左颊属肝，右颊属肺，额上属心，鼻属脾，颐属肾，青色属肝，黄色属脾，赤色属心，白色属肺，黑色属肾。五色之说，不无真理。何廉臣曰：体内脏腑各含色素，其表现于外也，与植物花叶中所含之色素，感受日光后，各呈其色彩一也。分别言之，肺营吸养排碳之工作，主气，气清无色，是肺含白色素也。心司血脉之循环，主血，血色鲜红，是心含赤色素也。肝制胆汁，其色青绿，是肝含青色素也。肾生外膜，其色紫暗，是肾含黑色素也，脾居油网之上，脂肪皆其所司，一经蒸窨，则变黄色，是脾含黄色素也。故后世儿医，遵此五色部位，以定疾病之在何脏何腑，而决生死吉凶。但五色之现于面也，非如着色图画之显明也，不尽可靠，所可恃者，观其全部耳，分述于后。

（1）如肤色青白，面似浮肿，青筋缕缕透露外面者，为腺病质，易生瘰疬及成虚劳，此种现象，大都由于先天不足，营养不良，致血脉不充，而身体虚弱也。

（2）面泛黄色，肌肤不泽者，此乃脾胃薄弱，消化不良，多由痰湿食积，或有肠寄生虫所致。

（3）若肤色金黄，眼白亦黄，面目似肿者为黄疸病，由于胃有蕴热所致。初生小儿，则面部多现金黄色，然一月以后，必渐退去，否则为胎黄，必见眼白亦如金黄而小溲黄赤也。

（4）面青唇赤，口撮鼻煽，两目斜视，转动不活，两手紧握不伸，头向后面上仰者，非惊即痉，系脑部或脊髓有病之征。

（5）眉心紧皱，额缩而眼辘转者，为头脑有病。

他如舌苔，婴儿常有乳汁附于上，故多呈白色，名曰乳苔，不可遽认为风寒之征，白滑而薄，是其常苔。一有感伤，形色必变。食滞于内，则微黄而厚，或白而厚；邪滞交阻者，则白厚而腻；将发疹者，白腐而两腮有红点；心火盛者，舌光有刺；胎热甚者，舌紫而红。至于囟门，小儿之顶有四角形之柔软部分，是为大囟门，该处有膜搏动，与心脏之搏动相同。生后九月至十月，囟门之直径最大，以后则渐次收缩，至一年半之末，则完全闭合。尚逾此期尚未闭合，则为有佝偻病或脑水肿之证。囟门陷没者，则为脏液缺乏。又健康之小儿，头为椭圆形，若呈四角形者，亦为佝偻病之症。以上种种，咸当细心详审者也。

第二节　验指纹

小儿脉搏，较成人为数，每分钟约有一百三十六次；至周岁后，减至一百十六七次；十六岁以后，始同于成人，每分钟约七十五六次而已，故小儿脉数，不可遽认为热。且有二岁以内，啼哭动摇，切脉难凭，因有以验指纹为认症之一法。分食指之上、中、下三节，创"风""气""命"三关（一名寅、卯、辰三关）。要亦根据《内经》经脉之说也。陈飞霞谓：《内经》十二经络，始终手太阴，其支者，从手腕后，出食指之端，而交通营卫于手阳明大肠之经，即虎口指纹是也。由是言之，虎口指纹，既关系十二经络，则以之辨病，与切大人之脉无异。惟如《金鉴》之十三种指纹，《水镜》之八片锦，多属罕有，近于意测，此王肯堂之治儿科，所以不专据指纹也。大抵疾病之寒热，虚实，深浅，吉凶，可以藉指纹之形色而决断外，其余如病之在何脏何腑，属于何种疾病，必须参合各诊，始能确断也。验指纹之法，普通视虎口食指，靠大指一面之筋纹，色赤者属热，紫者热炽，青者属惊，黑者血瘀。风寒初起，其病在表，色必淡青，而浮露于外；病在半表里，则色中青外红，而指纹亦半浮半沉；病在脾胃，积滞中焦，色青紫而纹亦沉。指纹形色止于第一节（即寅关）者，病浅而易治，现于第二节（即卯关）者，病势较深；上侵至第三节（即辰关）者，病深而难治，多致惊风痉厥；若直过三关，射甲透指者，则必属症重病险之候。其纹斜向内者，为外感风寒；纹斜向外者，为内伤饮食。向内为顺，向外为逆。又阳虚之儿，指纹常淡，即患疾病，亦必但现淡红、淡紫、淡青、淡黑，治之以忌攻伐为宜，此验指纹之大较也。吾人于临床之时，虽不可仅凭此一端以辨症，但在诊断上，亦不无互征之价值也。

第三节　按胸腹

小儿知识未开，饥饱不知，每致伤食，多患胃肠之病，故儿病按胸腹，方能知其病本也。吉益东洞曰："腹为有生之本，百病之根，诊病必按其腹。"是则不独儿病宜按胸腹，即男女老壮，一切病人，均宜按其胸腹矣。盖胸腹者，五脏六腑之外廓也，病在内多形诸外，按其外可知其内，检查胸腹，岂独宜于儿病而已哉。惟胸腹二腔内之脏器甚多，苟每一脏器，均须行检查其内容物，则医者固不胜其烦，而病之急性者，恐不能待其内容物之检查明白，从容施治，而病人已陷入危境矣。故但行按诊即可也，按之之法，医者必先温其手，以免小儿遇冷受惊，腹壁变硬。然后运用五指，或轻按，或重取，以审察其硬软冷热，拒按与否，而定其寒热虚实。大抵腹部软而喜得手按者，属虚属寒；腹部胀硬拒按者，属热属实。腹部膨胀坚硬，多数为食积不运；腹部膨胀，手抚之如压气枕者为鼓肠，有液体波动者为腹水；手稍触之痛甚烈者为腹膜炎；痛在腹之右下方，手按之有物梗起者，为盲肠炎。若小儿啼哭不止，似为腹痛者，按其少腹胀硬，手抚觉其痛渐缓者为疝气。腹有凝结如筋而硬，久按则移他处者，为蛔病。其次如胸廓膨大似桶者，名曰膨胸。呼吸时胸廓缩张甚少者，为肺气肿也。胸廓一侧膨胀者，为一侧之气肿；一侧缩小者，为肋膜炎之病后也。要之，凡其胸腹之大小形状，腹壁之松紧及其脐之状态，腔内有无硬结及波动，均须详为按察，始可作疏方之根据也。

 第三章 | 初生疾患

第一节　胎黄胎赤

[原因]　《千金方》论云：小儿生下，遍身面目尽黄如金色，此胎黄之候，皆因母受热而传于胎也。其所谓热传于胎者，实为母体肝胆火旺，影响胎儿，遂致胆汁分泌过多，初生胎儿胆管尚为胎生期之黏稠液所充塞，胆汁不能入肠，而渗入毛细血管内，而为胎黄之症。

胎赤之原因有二：一属于生理者，系由皮肤菲薄，受空气之压迫，遂现潮红；二属于病理者，系由父母素有梅毒，传染胎儿，致成胎赤。

[症状]　胎黄之症，生下二三日，即觉吮乳无力，此时视其上下牙床有硬黄点者，急以银针挑破出血，涂以中白散，则可免发黄，否则一星期后，面目遍身皆色黄如金，壮热便秘，不思乳食，啼叫不止，小便浊赤。二星期即退者，谓之生理胎黄；四星期不退者，恐成败血病。胎赤则遍体红赤，肌若涂丹，由于皮肤菲薄者，即可消失。由于梅毒者，则潮红肿大，日见剧烈。

[预后]　生理胎黄预后佳良，败血性则不良，梅毒性胎赤预后绝对不良。

[治法]　胎黄、胎赤二证，其成因既不外"热"及"毒"两种，故治宜以解毒清热利便滑肠之品。胎黄者，生地黄饮子主之，微黄则用地黄汤，黄甚则用犀角散。胎赤轻者内服生地、花椒、连翘、甘草等品，外敷以板蓝汁、浮萍汁调朴硝；重者宜用清热解毒汤，热甚便闭者，再加犀角、玄参、大黄、青黛。

[方剂]

（1）生地黄饮子：生地　赤芍　羌活　当归　甘草

（2）地黄汤：生地　赤芍　天花粉　赤茯苓　川芎　当归　猪苓

泽泻　甘草　茵陈

（3）犀角散：犀角　茵陈　龙胆草　升麻　甘草　生地黄　寒水石栝楼皮

（4）清热解毒汤：生地　黄连　银花　连翘　薄荷　赤芍　木通甘草　灯心

（5）中白散：煅中白　儿茶　黄柏　青黛　薄荷　冰片

[医案举例]

（王一左）生甫半月，遍体发黄，壮热不乳，大便秘结，小便短赤，脉数右甚于左。肺胃蕴热为患，法当清热通利。

大生地　枳实　京赤芍　猪苓　黛灯心　绵茵陈　生军　大连翘泽泻　大麦芽　白桔梗　川连　天花粉　生草

二诊：昨投清热通利之剂，药后壮热身黄均减，便下甚畅，粪色绛黑。蕴热得解，再予地黄汤加减。

大生地　桔梗　京赤芍　茯苓神　大麦芽　绵茵陈　枳壳　大连翘大泽泻　黛灯心　香青蒿　川连　天花粉　生甘草

第四章　｜　特殊疾患

第三节　五迟

[原因]　本症由于先天不足者居多，父母气血素亏，以致小儿禀赋不强，故各种系统发育迟滞。亦有因后天失调者，乳食不良（乳母有宿疾及年老），一也；大病以后生殖细胞机能衰弱，二也。不论二因谁属，均足影响小儿之发育，于是症现五迟矣。立迟行迟者，腰膝无力，骨骼空虚，肾虚故也。齿迟者，骨气不充，亦以肾气过弱故也。发迟者，血虚而不能上华也。语迟者，气血两弱，舌本无力也。

[症状]　立迟、行迟、发迟、齿迟、语迟，有五者全迟，有但见一二迟而其余不迟者。例如小儿有迟至七八岁而始见其行者，或五六岁方能闻其成语者，其余机能，则早已发育，固未尝见其迟滞也。

[治法]　治宜补肾养血，使肾气得补，骨髓充足，庶发育有健全之望。立迟、行迟、齿迟，治宜六味地黄丸、扶元丸、加味龟鹿二仙丸。

发迟宜内服巨①胜丹，外敷生发黑豆膏。语迟用菖蒲丸。总之，不论何迟，俱属亏弱，药忌攻伐，自当审察。

[方剂]

（1）六味地黄丸：熟地　山萸肉　干山药　粉丹皮　白茯苓　泽泻

（2）扶元散：人参　白术　茯苓　熟地　茯神　黄芪　山药　炙甘草　当归　白芍　川芎　石菖蒲

（3）加味龟鹿二仙丸：龟版　鹿茸　虎胫骨　生黄芪　当归　人参羊髓

（4）巨胜丹：当归　地黄　白芍　巨胜子　胡粉　共研细末，搽头上，量儿大小加减之。

（5）菖蒲丸：九节菖蒲　远志　桂心　人参　酸枣仁　黄连　炼丸如芡实大。每服一丸至二丸，生姜汤下，不拘时候。

（6）生发黑豆膏：黑豆　巨胜　诃黎勒皮　捣箩为末，清水拌匀，纳竹筒中，以乱发塞口，用塘灰②内煨取油贮器中，先以米泔皂荚汤洗头，拭干涂之，一日三次。

第四节　佝偻病（中医之鸡胸、龟背皆属之）

[原因]　佝偻病系全身病之一种，病者多为三岁以下小儿，皆由骨膜内缺乏石灰盐类及滋养成分不足而来。其间有由于遗传者，有由于先天不足者，有由于生后摄取不良者，亦有由于使小儿直立过早而发者。盖因初生小儿，骨间类多缺乏石灰盐而呈柔软之性，一或不慎，即成畸形，可不慎哉。

[症状]　本病症状，尽在于骨之变化，患本病之小儿之骨，每呈异常之软性及屈曲性，失却其固有之状态，与骨软化症相似，重者全身骨骼屈曲，轻者则但限于局部之骨。有在头盖骨者曰头盖佝偻病，往往于生后三四月内，后头骨忽然变软，以指按其后头骨，则觉柔软异常，同时往往头部发汗，而其头顶部之囟门，在健康之小儿周岁后，当已全合，

---

① 巨：原作"苣"，据《本草纲目·卷二十二谷之一》改。下同。

② 塘（táng 塘）灰：原作"糖"，据文义改。塘灰，即带火的灰。

患本病者，则必在三四岁后，始行闭锁。有在胸廓骨者曰胸廓佝偻病，即吾医所谓鸡胸是也。肋骨肥厚，胸骨隆起，而胸廓上部则陷没，下部隆起处则形如覆掌，不惟可以触知，且能目睹。有在脊柱者，曰脊柱佝偻病，即吾医所谓龟背是也。背脊屈曲如偻，能前俯而不能后仰。有在四肢者，曰四肢佝偻病，其上膊骨及胫骨之骨干，变为肥厚柔软而致屈曲。以上四症，患者亦有同时兼现发热盗汗，并发肺结核症象者。

[预后] 不良。

[治法] 佝偻病有特殊之骨变化，故可望而知之，惟其治愈之希望，则甚微渺。盖佝偻病之骨骼弯曲程度，虽依年龄而递减，但终不能安全补偿，中药如参、芪、归身之补气血，菟丝子、续断、杜仲、牛膝之扶肾，补骨脂、牡蛎之补骨，龟版、金狗脊、猪脊髓之固脊髓，咸为治本病之必用品。成方补天大造丸亦可因证而施。上举方药，均可直接补其不足，然欲完全恢复其骨之状态，则仍难也。故小儿之卫生及食饵摄养，不可不为之讲究，而对于曾经生过佝偻病小儿之妇人，当其第二次妊娠期间，宜常服磷酸石灰，以预防之。

[方剂]

补天大造丸：人参　白术　山药　枣仁　茯苓　归身　枸杞子　淡苁蓉　生地　熟地　牛膝　杜仲　补骨脂　菟丝子　五味子　山茱萸　丹皮　泽泻　龟板　鹿茸（或鹿角胶）　河车　制龟鹿共熬膏，炼蜜丸，煎汤下。